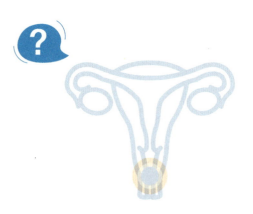

科 普 中 国 · 肿瘤防控科普丛书
CHINA SCIENCE COMMUNICATION

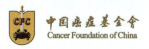

中国癌症基金会
Cancer Foundation of China

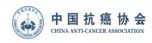

中国抗癌协会
CHINA ANTI-CANCER ASSOCIATION

丛书主编　支修益　田艳涛　付凤环　秦德继

全面说 妇科肿瘤

廖秦平　邹冬玲　主编

中国科学技术出版社
·北 京·

图书在版编目（CIP）数据

全面说妇科肿瘤 / 廖秦平，邹冬玲主编 . -- 北京：
中国科学技术出版社，2025.4. --（科普中国·肿瘤防
控科普丛书 / 支修益等主编）. -- ISBN 978-7-5236
-1378-8

Ⅰ . R737.3

中国国家版本馆 CIP 数据核字第 20254L140K 号

策划编辑	符晓静　宗俊琳　王晓平
责任编辑	孙海婷　齐　放
封面设计	沈　琳
正文设计	锋尚设计
责任校对	邓雪梅
责任印制	李晓霖

出　　版	中国科学技术出版社
发　　行	中国科学技术出版社有限公司
地　　址	北京市海淀区中关村南大街 16 号
邮　　编	100081
发行电话	010-62173865
传　　真	010-62173081
网　　址	http://www.cspbooks.com.cn

开　　本	889mm × 1194mm　1/32
字　　数	128 千字
印　　张	7.375
版　　次	2025 年 4 月第 1 版
印　　次	2025 年 4 月第 1 次印刷
印　　刷	北京盛通印刷股份有限公司
书　　号	ISBN 978-7-5236-1378-8 / R·3471
定　　价	48.00 元

本书编委会

主　　编　廖秦平　邹冬玲

副主编　（以姓氏汉语拼音为序）

陈　锐　刘　瑛　龙行涛

温　灏　夏百荣　张　蕾

编　　委　（以姓氏汉语拼音为序）

陈　亮　陈　说　党　云　冯岩岩

冯宗昊　龚子元　雷翠蓉　李科珍

李秀琴　李　政　刘金辰　刘　俊

刘军秀　卢淮武　吕　涛　彭　澎

曲振东　史庭燕　宋　坤　孙朝阳

孙　力　孙晓彤　王　晨　王登凤

王晓茜　王延洲　文　佳　吴海静

杨慧娟　杨　曦　杨　卓　袁光文

张　青　张松法　张　翔　张英丽

曾　桢　郑　虹　周金华　周心宇

朱思敏

癌症是人类面临的重大公共卫生问题，是我国城乡居民的主要死亡原因。2022年，我国有超过482万新发恶性肿瘤病例，约257万人死于恶性肿瘤。随着人口老龄化和工业化、城镇化进程的不断加快，加之慢性感染、不健康生活方式的广泛流行和环境污染、职业暴露等因素的逐渐累积，未来我国癌症防控形势依然严峻而复杂。

癌症的发生和发展是一个多因素、多阶段、复杂渐进的过程。随着现代医学的进步和科技的创新发展，恶性肿瘤已基本实现可防可治，世界卫生组织研究认为，大约40%的恶性肿瘤可以通过控制癌症危险因素、改变生活方式等避免。因此，广泛而有效地开展癌症科普宣传，使社会大众了解和掌握恶性肿瘤防治的核心知识，并在日常生活中主动采取有效的预防措施，比如控烟限酒、均衡饮食、进行适宜的体力活动、控制体重、接种疫苗、预防性治疗、早期筛查、控制致癌物质的暴露等，对于降低我国恶性肿瘤的发病率和死亡率具有非常重要的意义。

近年来，我国高度重视癌症防治的科普宣传工作，《"健康中国 2030"规划纲要》和《健康中国行动——癌症防治行动实施方案（2023—2030 年）》指出，要普及防癌健康科普知识，提高全民防癌抗癌意识，并制订了到 2030 年癌症防治核心知识知晓率达到 80% 以上的目标。为贯彻实施国家癌症防治行动，提升全民防癌抗癌意识，中国癌症基金会携手中国抗癌协会，启动"科普中国·肿瘤防控科普丛书"项目，组织全国癌症防治领域权威专家，倾力打造"科普中国·肿瘤防控科普丛书"。

"科普中国·肿瘤防控科普丛书"汇聚了国内多家医院的编写团队，凝聚了众多专家学者的心血和智慧，由中国科学技术出版社出版发行，具有很高的科学性、权威性和指导性。丛书主要集中于我国高发病率和高死亡率的癌种，聚焦肿瘤防控重点、社会关注热点、民众普及要点，以社会医疗问题和患者健康问题为导向，通过生动的案例、精美的插图和简洁的文字，向社会大众传递肿瘤防治核心知识，倡导每个人做自己健康的第一责任人，践行健康生活方式，积极防癌抗癌。

期望"科普中国·肿瘤防控科普丛书"能够成为健康中国建设的品牌科普作品，成为点亮癌症患者健康之路的明灯，照亮每一位读者的心灵，激起全民防癌抗癌的磅礴力量。

在此，感谢所有参与编写的专家及出版发行机构为丛书出版所做的努力！中国癌症基金会秉承科学、共济、仁爱、奉献的精神，致力于预防控制癌症，愿与大家一起，为建设一个没有癌症的世界而不懈奋斗！

中国癌症基金会理事长

肿瘤一直是危害人类健康的重大疾病，21 世纪以来，我国肿瘤的发病率和致死率逐渐上升。随着医学及其技术的进步，肿瘤已逐步成为"可防可治"的疾病。

当前，恶性肿瘤的发病率持续上升，普通民众的疾病知识与健康意识仍普遍不足，因此民众对肿瘤科普知识的需求越来越迫切。面对肿瘤，民众大多存有畏惧心理，主要根源在于普通大众缺乏肿瘤防治科普知识，往往抱有侥幸心理，祈祷疾病不要降临己身；又出于恐惧而对医院望而却步，错过了最佳的治疗时机。

国内外相关研究显示，30% 的肿瘤能通过健康科普宣传、改变或改善不良生活方式获得有效防控。健康科普宣传对预防肿瘤发生、降低发病率和死亡率、提高病患生存质量具有重要作用。因此，肿瘤防治科普工作刻不容缓。

肿瘤防治，科普先行。科学严谨、紧跟前沿、知识准确、通俗易懂是民众对健康科普的基本要求。

作为我国肿瘤学领域历史最悠久、规模最大、水平最高、影响力最强的国家一级协会，中国抗癌协会一直以来非常重视癌症防治科普宣传，早在 2018 年就成立了我国肿瘤科普领域的第一支专业团队——中国抗癌协会肿瘤防治科普专业委员会。通过组建肿瘤科普专家团队、发展肿瘤科普教育基地、打造肿瘤核心科普知识库、开展多种科普主题活动、制订肿瘤科普指南、助力青年医师科普能力培训等方式，协会持续、系统地输出科学准确的肿瘤防治科普内容，为健康中国贡献肿瘤医学界的集体力量。

2022—2023 年，中国抗癌协会组织 131 000 余位权威专家，集体编写完成了我国首部《中国肿瘤整合诊治指南（CACA）》（以下简称《CACA 指南》），共计 800 余万字，覆盖 53 个常见瘤种（瘤种篇）和 60 项诊疗技术（技术篇），共计 113 个指南，横纵维度交叉，秉承"防筛诊治康，评扶控护生"十字方针，聚焦我国人群的流行病学特征、遗传背景、原创研究成果及诊疗防控特色，纳入中国研究，注重中国特点，兼顾医疗可及性，体现整合医学思维，是兼具中国本土特点和国际视野、适合中国人群的肿瘤指南体系。

健康科普类图书作为我国传播健康知识的有效途径之一，承担着普及健康知识、改善健康观念和保持健康行为的重要责任。此次由中国科协科普部指导、中国癌症基金会和中国抗癌协会组织编写、中国科学技术出版社出版的"科普中国·肿瘤防控科普丛书"以"肿瘤防治，赢在整合"的整合医学思想为指导，以《CACA 指南》为依据，聚焦重点、关注热点、普及要点，以"防筛诊治康"为核心理念，以"评扶控护生"诊疗新技术、治疗新进展为主线，以社会医疗问题和患者健康问题为导向，制止流言、揭穿谎言、粉碎谣言，将民众对肿瘤防治知识的渴望和基层临床医生对肿瘤诊疗新技术、新药物、新规范的需求推进落地。

丛书的各分册由相关领域学科带头人牵头，凝聚了临床一线知名专家的集体智慧和心血。丛书内容优质、特色突出、吸引力强；语言简洁明了、生动有趣；编写结构新颖、形式活泼，带给读者轻松阅读的良好体验，且不失领域内的学科深度；有根有据，理论联系实际，使读者一看就明白，并能与自身情况相联系，推进自我健康管理与常见肿瘤防治，让民众理性识瘤、辨瘤，不盲目恐慌，充分激发科普宣传的主动性和创造性，真正造福广大民众。

在此，感谢所有参与编写的专家、出版发行机构为增强民众防治肿瘤的信心所做的努力、给予肿瘤防治研究与科普宣教的支持、为国家健康事业做出的贡献！

<!-- signature -->

中国抗癌协会理事长

健康是促进人全面发展的必然要求，是经济社会发展的基础条件，是民族昌盛和国家富强的重要标志，也是广大人民群众的共同追求。习近平总书记在党的二十大报告中强调指出，要"推进健康中国建设""把保障人民健康放在优先发展的战略位置，完善人民健康促进政策"。健康既是一种权利，更是一种责任。维护自身健康是个人的首要责任，需强化自己是健康"第一责任人"观念。

为践行《"健康中国 2030"规划纲要》，2022 年 5 月31 日，国家卫生健康委网站刊载了由中宣部、中央网信办、广播电视局等 9 部委联合发布的《关于建立健全全媒体健康科普知识发布和传播机制的指导意见》(以下简称《意见》)。

《意见》的总体要求包括以保护人民生命安全、增强人民身体健康为出发点，以公众健康需求为导向，增加权威健康科普知识供给，扩大健康科普知识的传播覆盖面，为人民群众准确查询和获取健康科普知识提供便利，提升健康意识与素养。同时，提升健康信息的质量，发挥健康科普专家的作用，遏制虚假健康信息，净化健康科普知识传播环境。

根据《意见》，卫生健康行政管理部门应当加大健康科普知识供给力度，支持并鼓励医疗卫生行业与相关从业人员创作和发布更多、更优质的健康科普作品。

肿瘤科普，刻不容缓。

基于此，在中国科学技术协会科普部的指导下，中国癌症基金会与中国抗癌协会携手合作，牵头组织国内肿瘤防治领域权威专家，共同编写了"科普中国·肿瘤防控科普丛书"。

丛书聚焦我国常见的恶性肿瘤，邀请我国肿瘤防治领域学科带头人担任各分册主编和副主编，主要集中于我国高发病率和高致死率前十位的癌种，每个癌种独立成册。

丛书聚焦重点，关注热点，普及要点，以《中国肿瘤整合诊治指南（CACA）》的"防筛诊治康，评扶控护生"为主线，以社会医疗问题和患者健康问题为导向，以癌症领域的药物新研发、诊疗新技术、治疗新进展为主线，真正反映当前癌症各专业领域诊疗科普知识的"最新版"，本着"及时制止流言、科学揭穿谎言、彻底粉碎谣言"的初衷，将民众对癌症防治知识和康复知识的渴望和基层临床医生对于癌症诊疗新技术、新药物、新规范的需求推进落地。

再次感谢各分册主编和编写人员的倾心投入和大力支持，感谢中国科学技术出版社的鼎力相助。相信此套丛书的出版将大力助推传播防癌、抗癌新知识，帮助患者树立战胜癌症的信心，普及科学合理的规范化治疗方法，希望能够对民众，尤其是肿瘤患者及其家属有所帮助，真正做到坦然说癌，科学规范治癌。

当前肿瘤防治的新知识不断涌现，限于篇幅，丛书中可能存在一些疏漏或不足之处，敬请广大专家、同行不吝给予指正。

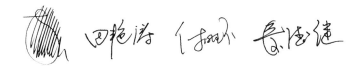

在女性健康的版图中，妇科肿瘤始终如同一座沉重的大山，威胁其生命与幸福。从卵巢恶性肿瘤、子宫内膜癌，到宫颈癌、外阴癌，再到妊娠滋养细胞疾病，这些病症的阴影，笼罩在无数家庭之上。它们不仅损害了女性的生理健康，还对其心理和社会角色造成了深远的影响，使许多女性的生活发生巨大改变，严重降低了生活质量。因此，妇科肿瘤问题必须得到全社会的高度重视。

多年来，无数医学工作者前赴后继，投身妇科肿瘤的防治事业。他们扎根实验室，夜以继日地反复钻研细胞奥秘，为攻克肿瘤探寻理论依据；他们坚守手术台，凭借精湛的医术，争分夺秒为患者切除病灶，带来生的希望；他们深入临床，不断探索更有效的治疗方案，只为减轻患者的痛苦。从诊断技术的革新，到治疗药物的研发，从手术方式的优化，到康复体系的完善，无不凝聚着医学人的智慧与心血。正是在一代代医学人的不懈努力下，我们对妇科肿瘤的认知逐渐深入，防治手段也不断丰富。

即便如此，妇科肿瘤防治之路依然任重道远。很多女性对妇科肿瘤知识了解不足，未能及时进行筛查，导致病情延误。事实上，早期筛查能帮助我们及时发现肿瘤的"蛛丝马迹"，极大提高治疗成功率；配合规范治疗，更是战胜病魔的关键。为打破这一窘境，营造对女性疾病就诊、治疗和康复有利的社会与医疗环境迫在眉睫。这需要社会各界的共同参与：医疗机构优化服务流程，提供更优质的医疗资源；社区组织开展健康讲座，普及疾病防治知识；媒体加大宣传力度，消除大众对疾病的恐惧与误解。多方合力，构建起一个和谐、包容的健康支持网络。

《全面说妇科肿瘤》一书，旨在填补女性朋友对妇科肿瘤知识的空白，向各个年龄层次的女性朋友全面传递妇科肿瘤防治知识，帮助大家增强预防意识，积极主动地维护自身健康，使无论是初入社会的年轻女性，还是步入更年期的中年女性，抑或是已过花甲之年的老年女性，都能从中受益。同时，我们也希望借此书，激励更多医学人才投身妇科肿瘤的科普工作。你们的参与，不仅能为患者提供专业指导，还能提升公众对妇科肿瘤的认知，营造重视女性健康的良好社会氛围。

我们坚信，只要社会各界携手共进，重视妇科肿瘤的科普与防治，就一定能为女性健康事业注入源源不断的力量，让更多女性远离妇科肿瘤的困扰，拥抱健康美好的生活。愿本书成为照亮女性健康道路的明灯，助力大家远离妇科肿瘤。

目 录

第1篇 子宫颈癌

第2篇 子宫内膜癌

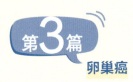

卵巢癌

外阴癌

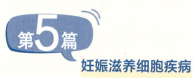

第5篇

妊娠滋养细胞疾病

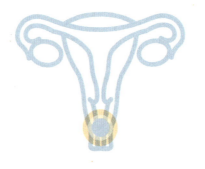

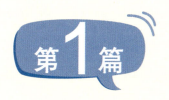

子宫颈癌

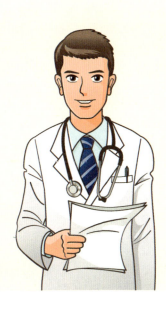

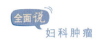

第一章　病因明确：子宫颈癌危害大，真凶原来就是"他"

◎ 子宫颈癌危害大

子宫颈癌，是发生在女性子宫颈部位的恶性肿瘤。数据显示，在我国众多危害女性健康的恶性肿瘤中，乳腺癌的发病率最高，而在女性生殖系统恶性肿瘤中，子宫颈癌的发病率远超子宫内膜癌和卵巢癌，高居榜首之位多年。2020年我国子宫颈癌新增病例和死亡病例分别占全球的18.2%和17.3%。随着经济的发展以及生活方式的改变，近20年来我国子宫颈癌发病年龄趋于年轻化，这样的疾病严重危害我国女性的生命健康，不利于我国社会发展，也不利于全球共同推进消除子宫颈癌的计划。

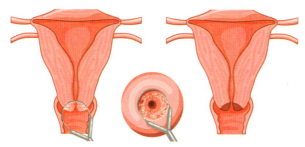

子宫颈癌发生部位示意图

◎ 子宫颈癌的致病因素有哪些

幸运的是，相对于其他早期很难发现，一旦诊断就只能通过治疗来"续命"的恶性肿瘤，子宫颈癌是有机会提前"消灭"的。关于子宫颈癌的病因经过了多年的探讨，最初人们发现子宫颈癌主要发生在有性生活的女性，而在没有过性生活的女性中几乎没有子宫颈癌的发生，因此人们也意识到子宫颈癌是与性生活有关的。之后，一些与生殖道感染相关的病因，包括阴道毛滴虫、单纯疱疹病毒等都曾被认为是子宫颈癌的病因，但最终都没有被证实。直到20世纪70年代，德国科学家哈拉尔德·楚尔·豪森（Harald zur hausen）教授证实了"持续性的HPV感染是子宫颈癌发生的必要条件"，子宫颈癌的病因——HPV（human papilloma virus，人乳头瘤病毒）才得以为世人所知。这一里程碑式的科学发现，也使得这位科学家获得了2008年的诺贝尔生理学

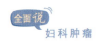

或医学奖。HPV感染已被证实是子宫颈癌的主要致病因素之一，病因的明确使子宫颈癌成为一种可预防的癌症。当然，除了HPV感染，子宫颈癌还有一些其他高危因素，也就是容易被子宫颈癌盯上的人群，比如多个性伴侣、初次性生活时间过早、多产、患有性传播疾病、免疫力低下、吸烟等。

◎ HPV知多少

HPV的全称是Human papilloma virus，中文名称是人乳头瘤病毒，有嗜皮肤黏膜特性，主要通过性接触传播。HPV家族庞大，目前已被分离鉴定出的HPV型别有近200种，其中与生殖道感染相关的有30余种，根据其与子宫颈癌的相关性分为高危型和低危型。高危型，如HPV16、18、31、33、45、52、58型等，主要与高级别子宫颈上皮内瘤变、子宫颈癌的发生相关，以及其他部位的一些恶性肿瘤，如阴茎癌、肛门癌等。低危型，如HPV6、11、42、43、44型等，在临床中主要引起生殖器疣等低级别病变。低危型的言外之意就是这些型别引发子宫颈癌的概率低，无须过度恐慌。在这里跟大家强调一个概念，这里的数字不是按照数值的大小论资排辈的——数值越大伤害值越高，这里的数字只是一个病毒的代号。在这个家族中真正的"病毒小王子"是HPV16、

18型，破坏值很高，因为它们是召唤出"大魔王"子宫颈癌的主要型别，与70%左右的子宫颈癌发生相关，因此这二位的"江湖地位"之高，其他HPV病毒只能"顶礼膜拜"。

◎ 谈HPV色变——感染了HPV就是得了子宫颈癌

当然，也并不是感染HPV就等于得了子宫颈癌。虽然说高危型HPV持续感染是子宫颈癌的主要病因，但并不是一沾上它，就会得子宫颈癌。HPV在人群中的普遍感染率为10%～15%；在生育年龄女性中感染率为20%～30%；在女性一生中的累积感染率为70%～80%；但大多数感染是短暂的，约90%的HPV感染在2年内通过自身免疫机制被清除，最终致病的只有很小部分。同时，从感染HPV到子宫颈癌的发生并不是一蹴而就的，而是要经历5～10年的时间，这期间会发生病毒的清除、子宫颈癌前病变及逆转等诸多事件。只有长期地、持续地、高负荷地与HPV亲密接触，才会引起子宫颈的癌前病变及变身为"大魔王"子宫颈癌。因此，也有学者形象地称HPV感染是子宫颈的一次感冒，而子宫颈癌是一种常见感染的罕见结局。

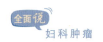

第二章　有效筛查：早发现、早阻断，
筛查攻略收藏好

　　对于子宫颈癌患者，早期临床症状并不明显，出现阴道流血、阴道排液等症状时，多已处于中晚期，失去了最佳治疗时机。那如何知道自己是否已患上子宫颈癌了呢？这时就需要对所有适龄妇女定期开展子宫颈癌筛查和对筛查异常者进行分流。子宫颈癌筛查可以尽早明确HPV感染及宫颈细胞病变情况，早期干预，降低子宫颈癌的发生率和死亡率，防患于未然。

　　子宫颈癌防治作为一个公共卫生问题，中华人民共和国成立以后，党和政府关心广大妇女的健康，像推行新法接生、消除子宫脱垂和治疗生殖道瘘一样重视子宫颈癌的防治。在20世纪50年代，"万婴之母"林巧稚就提出了"疾病预防"的理念，领导并主持较大规模的子宫颈癌筛查，具有妇女医学普查运动开创性里程碑意义。她们一起走街串巷，挨家挨户宣讲，并在全国率先开展了大规模的妇女宫颈涂片检查。这是中国在子宫颈癌防治工作上的第一个里程碑事件。自2009年起，国家卫生健康委员会和中华全国妇女联合会就启动了"农村妇女子宫颈癌检查项目"，并于2019年将子宫颈癌筛查纳入"基本公共卫生服务项目"。截至2023年，中国子宫颈癌检查项目工作已覆盖全国近2600个县市区，为1.3亿人次妇女提供了免费子宫颈癌筛查。现在女性职工体检基本也会包括子宫颈癌筛查项目。

◎ 为什么子宫颈癌可以筛查

从疾病发生特点来说，子宫颈癌发病率高、对女性健康危害大，有明确的癌前期病变，也就是宫颈上皮内瘤变。对癌前期病变有有效的治疗方法，比如宫颈锥切术，从宫颈病变到子宫颈癌的发生有足够的时间进行筛查，有成熟的筛查体系。从解剖特点来说，子宫颈易于暴露，筛查取材方便。因此，子宫颈癌是可以并且需要定期进行筛查的。

◎ 子宫颈癌筛查方法都有哪些？该怎么选

常用的子宫颈癌筛查方法包括子宫颈细胞学检查和HPV检测，细胞学检查目前常用的有TCT（tin-prep cytology test，液基薄层细胞学）检查或子宫颈涂片检查，

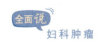

能发现宫颈上的癌前病变或异常细胞；HPV检测主要是针对子宫颈癌的病因检测。两种筛查方法都是通过获取女性子宫颈部位的脱落细胞进行的。在农村和医疗资源不足的地区子宫颈癌的发病率和死亡率更高，但获得HPV核酸检测的机会有限，因此推荐不具备高危型HPV核酸检测条件的地区采用宫颈细胞学检查。当条件成熟后，可采用基于高危型HPV核酸检测的筛查方法。如果所在地区以上两种筛查方法都无法实现，那么基于醋酸试验目视检查与复方碘溶液目视检查的肉眼筛查法，可以作为替代方案。当然，如果条件允许，将TCT和HPV核酸检测联用进行联合筛查，二者优势互补，可以得到更加准确的结果。总的来说，子宫颈癌筛查应当将中国庞大人口的公共卫生需求以及成本效益作为考虑因素，基于卫生资源等状况，选择不同初筛方法。

◎ 参加筛查前需要注意什么

当然，我们在进行子宫颈癌筛查前也有一些注意事项，比如检查前48～72小时内禁止性生活、阴道检查、阴道灌洗及用药，因为这样有可能会影响检查结果的准确性。如果我们正处于阴道炎感染的急性期或是处于月经期，也不适合做子宫颈癌筛查，阴道炎治疗后或避开月经期再进行筛查。

◎ 子宫颈癌筛查很可怕吗

有的女性一听说要在子宫颈上取细胞会特别的紧张，一是恐惧阴道窥器检查带来的不适，二是担心子宫颈上取细胞是否会带来严重的并发症。实则不然，通常医生会选用型号合适的窥器，只要能充分暴露子宫颈进行检查即可，而且医生使用的是一个很软的小刷子，在子宫颈上取得的细胞也多数是即将脱落的细胞，并不是强行刮取的。少部分人在取样后可能会有轻微的下腹坠胀感、少量的阴道出血等不适症状，绝大多数人在检查后都会自行缓解。

◎ 没有任何不舒服还要做子宫颈癌筛查吗

现如今，人们对子宫颈癌筛查的认知和接受度逐年增加。但在我们的临床工作中，仍然经常看到非常可惜的病例，就诊时就已经患子宫颈癌了，因为很多人往往认为自身没有症状，或恐惧到医院就医接受检查，在既往中没有

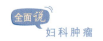

规律地进行子宫颈癌的筛查或从未接受过子宫颈癌的筛查，从而错过了癌前病变发现和治疗的时机。我们不要忘了子宫颈癌的狡猾之处——它善于伪装，悄无声息，在子宫颈高级别病变和很多的子宫颈癌人群中往往并无任何表现或不适，只有一部分人群会表现出不规则的阴道出血，或同房后的接触性出血等。等到出现症状再去检查，可能就是疾病比较严重的情况了。因此，没有症状的"健康人群"也要进行子宫颈癌筛查。

◎ 从什么时候开始接受子宫颈癌筛查比较合适

一般认为，在有性生活的女性中，由于25岁以下女性HPV感染子宫颈癌的发病率低，如果过早干预可能对妊娠结局产生不利影响，因此25岁是子宫颈癌筛查的起始年龄。25～29岁年龄组女性可单独使用细胞学筛查，因为这个年龄段女性HPV感染的特点是感染率高，但多为一过性感染（类似感冒）；对于30岁以上的女性推荐细胞学和HPV联合检测，从而提高癌前期病变的检出率。如果采用细胞学进行筛查，则每隔3年就要进行一次筛查，如细胞学和HPV联合筛查，筛查间隔的时间可以延长至5年。65岁以上的女性，如果10年内有连续3次细胞学筛查，或连续2次的HPV筛查或联合筛查，且最近1次筛查在5年内，筛查结果均正常，并且无宫颈上皮内瘤变、HPV持续感染，以及无HPV相关疾病治疗史等高危因素，可终止筛查。与之相对，65岁以上女性如从未接受过筛查，或65岁前10年无充分的阴性筛查记录，或有临床指征者，仍应进行子宫颈癌筛查。

◎ 绝经了还要做子宫颈癌筛查吗

也有人会问，我都绝经了，还需要做子宫颈癌筛查吗？答案是肯定的，因为绝经后的女性往往处于子宫颈癌高发的第二个年龄段，即便没有任何症状，也要定期进行子宫颈癌的筛查，且推荐进行细胞学和HPV的联合检测。

◎ 怀孕了要筛查吗？会不会增加流产风险

妊娠期也是女性一生中特殊的一段时期，也是需要进行子宫颈癌筛查的。《CACA指南》建议，对于有妊娠意愿的女性，医生应在孕前检查时询问近1年内是否进行过子宫颈癌的筛查并询问结果，如没有，应建议进行子宫颈癌筛

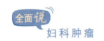

查，或在第一次产检时进行。注意事项等同非妊娠女性。因为，孕妇在妊娠期间如发生阴道出血等症状，需要判断出血的原因，是由"先兆流产、早产"等产科因素导致的，还是由子宫颈癌及癌前病变的存在导致的。

◎ 切了子宫还要筛查吗

对于因子宫颈癌前病变行全子宫切除的女性，须每年进行联合筛查，若联合筛查3次均为阴性，延长至每3年1次，持续25年。对于因良性子宫疾病（非子宫颈癌前病变）切除子宫的女性，若无可疑临床症状或体征，不推荐常规进行筛查。对于不明确宫颈切除术前是否有癌前病变的患者，若有临床可疑症状或体征，建议进行联合筛查。

◎ 特殊人群该如何筛查呢

除了有上述情况的人群，对于25岁以下女性，如存在多性伴史、过早性生活史、HIV（human immunodeficiency virus，感染人类免疫缺陷病毒）以及吸烟等情况，建议性生活开始后1年内进行筛查，并适当缩短筛查间隔，如半年1次。推荐对于有性行为的免疫功能低下女性（如HIV感染、实体器官移植和异体造血干细胞移植、自身免疫性疾病等），尽早进行筛查，筛查策略遵循HIV感染人群。

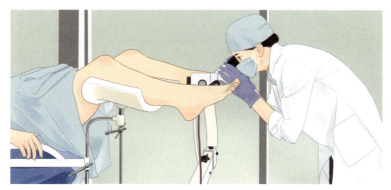

子宫颈癌阴道镜筛查

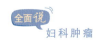

第三章　规范化诊断："三阶梯"要记牢

◎ 当身体出现哪些信号提示可能发生了子宫颈癌呢

如前文所述，子宫颈癌的癌变一般需要经历十余年，患者若是能够在子宫颈癌早期阶段发现身体异常并及时寻求医生的帮助，或能最大限度地规避子宫颈癌的继续恶化。那么子宫颈癌早期阶段，患者一般会有哪些症状表现呢？以下常见临床症状和体征或都是子宫颈癌的表现，必须警惕。

（1）不规则阴道出血：常表现为接触性出血（同房出血、妇科检查后出血）、非经期出血，绝经后出血等。

（2）阴道排液：多数患者有白色或血性、稀薄如水样、有腥臭味的阴道排液，后期可能混杂血液，并带有恶臭味。

（3）下腹不适：多为下腹、小腹疼痛、腰痛及发烧等症状。

（4）当肿瘤侵犯其他器官或组织，出现尿频尿急、下肢肿胀等症状，也有可能是患子宫颈癌的信号。

当然，以上症状并非所有子宫颈癌患者都会出现。如果出现上述症状中的一种或多种，建议及时就医进行检查。

◎ 子宫颈癌诊断的三阶梯都是什么

当我们拿到子宫颈癌筛查结果的报告单，提示感染了HPV病毒或是宫颈细胞学筛查异常之后，我们应该怎么做呢？我们应找医生进行咨询，根据其专业的建议进行进一步的检查或随访观察。如果有适应证，比如感染了HPV16、18、31、33型等，医生会建议做阴道镜检查进一步明确诊断。这也就是所谓的子宫颈癌诊断的"三阶梯"。第一阶梯：采用细胞学和HPV病毒检测进行初筛；筛查异常者转诊阴道镜检查，进入第二阶梯；第二阶梯：进行阴道镜检查助诊，如在阴道镜下有异常发现，则进入第三阶梯；第三阶梯：组织病理学检查进行确诊，是诊断的"金标准"。

◎ 哪些人需要做阴道镜检查

进行阴道镜检查的对象是有子宫颈病变的高危人群，

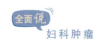

除子宫颈癌筛查异常者外，还包括即使子宫颈癌筛查正常但有不明原因的下生殖道出血，或妇科检查肉眼可见的宫颈异常者等。

阴道镜检查前48小时建议避免性生活、阴道冲洗及阴道用药等，不需要空腹、剃毛或在麻醉下进行。

◎ 什么是阴道镜检查

很多患者会将阴道镜检查与胃镜、肠镜检查等同，认为会有一个镜子伸入阴道，实则不然。阴道镜是通过在宫颈上涂抹一定浓度的醋酸和碘溶液进行染色后的近距离放大观察，对任何可疑部位或病情最重的部位有针对性地取活检进行组织病理学检查，以做出最贴近患者真实病情的诊断，制订适宜的治疗方案。当一切准备就绪，医生会给患者一个安全舒适的姿势躺在检查床上，并确保患者充分了解整个过程，患者可以适当调整身体，保持轻松和安定的情绪，绝大部分情况下患者只需静静等待5～10分钟，待医生充分评估宫颈情况后取得组织样本，检查即可顺利结束。随后医生会再次观察并确认患者情况是否稳妥、告知注意事项后，患者便可以离开检查室。

◎ 阴道镜检查取活检是不是要在麻醉下进行

在检查时，大家一听到要在宫颈上"夹一块肉"取活检，瞬间"惶恐不安"。的确，取活检是有创伤的，可以引起下腹痛、坠胀、阴道出血等不适，但通常情况下无须麻醉是能耐受的。这是因为宫颈末梢没有痛觉神经，而且取下来的组织，只要足够诊断就可以了，通常小于绿豆大小。宫颈活检是检查子宫颈癌或明确宫颈病变性质的"金标准"，准确性极高，千万不要因为害怕疼痛而拒绝配合医生进行检查，错过诊治良机。

◎ 获得病理学结果之后该怎么办

组织病理学检查结果会帮助医生判断患者目前是子宫颈癌前期病变还是已经罹患了子宫颈癌。如是癌前期病变，会明确是低级别鳞状上皮内病变（Low-grade squamous intraepithelial lesion，LSIL）还是高级别鳞状上皮内病变（High-grade squamous intraepithelial lesion，HSIL）。子宫颈癌会进行组织病理学类型的区分，如鳞状细胞癌、腺鳞癌等，同时对于早期浸润癌的分期也有一定的价值。子宫颈癌患者，需要进行妇科查体、双合诊、三合诊检查，还要

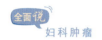

结合具体情况进行胸部CT（计算机断层扫描）检查、盆腔磁共振检查或全腹CT检查、静脉肾盂造影、膀胱镜检查、正电子发射计算机体层显像仪等影像学检查，以及肿瘤标志物如鳞状细胞癌等，根据相关检查结果来综合评定肿瘤的分期，从而制订后续合适的治疗方案。

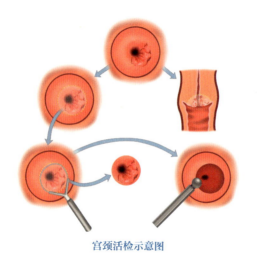

宫颈活检示意图

◎ 子宫颈癌的常见病理类型

所有检查的目的，都是为治疗和预后提供依据，作为确诊子宫颈癌的"金标准"病理检查也不例外。患者在拿到病理报告的那一刻肯定一头雾水，看到那些专业术语的病理类型心情忐忑，每个病理类型代表的含义是什么？对病情的影响是好是坏？下面将为大家解惑。

① 宫颈鳞状细胞癌

鳞状细胞癌（简称"鳞癌"）是最常见的子宫颈癌类型，占子宫颈癌的75%～85%。虽然鳞癌在子宫颈癌中占比最高，但与腺鳞癌等其他类型的子宫颈癌相比，鳞癌的预后效果最好，也就是经治疗后疗效相对较好。

② 宫颈腺癌

宫颈腺癌（简称"腺癌"）占子宫颈癌的15%～20%，因为是"腺"体，所以容易分泌黏液，腺癌的发病率不及鳞癌，但很难被发现，因此要仔细检查，联合诊断，防止漏诊误诊。

③ 其他上皮肿瘤

另外，还有腺鳞癌、腺样囊性癌、神经内分泌癌（类癌）等各种病理分型，在子宫颈癌病理类型中相对罕见。值得一提的是，由于HPV是子宫颈癌的主要致病因素，因此在鳞癌和腺癌的分类中分了与HPV相关型和与HPV不相关型两类，对于腺癌，HPV非相关型预后较差。

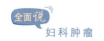

◎ 子宫颈癌的临床分期

除了病理类型，临床分期也是子宫颈癌治疗的关键依据。如果把子宫颈癌想象成一个在我们体内捣乱的"坏人"，病理类型就是他的人种或者国籍，而临床分期可以理解成他的体型及活跃度，体型越大越活跃，破坏力越强。

1961年子宫颈癌FIGO（International Federation of Gynecology and Obsterics，国际妇产科联盟）首次发布了子宫颈癌临床分期，随着临床实践的进步，FIGO也在不断地发展。2018年，FIGO将影像诊断及病理结果纳入了分期标准，其主要根据肿瘤的大小、侵犯深度、淋巴结转移和远处转移等因素进行分期，为指导临床实践提供更好的依据。

另外，美国癌症联合委员会（American Joint Committee on Cancer, AJCC）通过对肿瘤的大小（T）、淋巴结的转移情况（N）、肿瘤远处转移的情况（M）制定了子宫颈癌的TNM分期标准。

总的来说，FIGO分期主要考虑肿瘤的解剖位置和侵犯程度，而TNM分期则更加详细地考虑肿瘤的大小、淋巴结转移和远处转移等因素。换句话说，FIGO分期关注"坏人"的犯罪地点和犯罪程度，TNM分期关注"坏人"的体型大小和流窜地点，如果两种方法结合起来，是不是更容易抓住"坏人"呢？因此两种分期系统在临床实践中被推荐同时应用，正确理解与应用好FIGO分期和TNM分期是目前指导子宫颈癌治疗的重要依据。

◎ 子宫颈癌中的基因检测和PD-L1检测

随着基因检测在大众中的普及，不少读者也会好奇其在子宫颈癌中的应用。哪些患者适合做基因检测呢？根据子宫颈癌的诊疗需求，主要分为以下两类：

（1）筛查：从家族遗传的角度，如果家族中有患子宫颈癌或其他相关癌症的长辈，需要进行基因检测来评估个体的遗传风险。如果年轻的子宫颈癌患者，想要孕育下一代或者已经有孩子了，担心可能存在遗传突变的风险，需要进行基因检测来排除遗传因素。

（2）指导治疗：如果子宫颈癌患者在治疗后复发，基因检测可能有助于了解复发的原因，制订进一步的治疗策略。例如，基因检测出有RET融合或者NTRK融合，便可使用对应的靶向药，"因地放矢"。

另外，子宫颈癌复发的患者在做基因检测的同时，也可以做一个PD-L1检测，该检测通常用于预测免疫检查点抑制剂治疗的反应性，也就是评估免疫药物对患者是否管用。

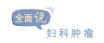

第四章 规范化治疗

◎ **得了子宫颈高级别鳞状上皮内病变后子宫就保不住了吗**

发现子宫颈高级别鳞状上皮内病变是我们进行子宫颈癌筛查最大的意义所在，所谓子宫颈高级别鳞状上皮内病变是与子宫颈癌密切相关的，是将来可变身为"大魔王"的"潜力股"。

通常阴道镜检查宫颈活检病理发现子宫颈高级别鳞状上皮内病变是建议积极进行治疗的，子宫全切术不作为治疗的首选。对于子宫颈高级别鳞状上皮内病变常用的治疗方法有子宫颈切除性治疗和消融性治疗两大类，常用的切除性治疗方法中又包括冷刀锥切（cold knife conization, CKC）和大家耳熟能详的环形电切（loop electrosurgical excision procedure, LEEP)术。消融性治疗包括宫颈冷冻、激光、电凝等方式。切除性治疗是在子宫颈上将病变部位进行完全的切除，这里的完全是指对于病变的完全切除，而不是将子宫颈完全切除，是子宫颈癌前期病变诊治中的重要方法，因其可对切除的标本进行组织病理学的再评价，同时能明确病变的边缘是否切除干净没有病灶持续存在或更高级别的子宫颈癌病变存在。

　　子宫颈高级别鳞状上皮内病变经积极有效治疗后，发展为子宫颈癌的概率会大大降低。经过医生的检查评估，最终给出的"审判结果"是子宫颈高级别鳞状上皮内病变时，患者可能会有紧张焦虑、担心害怕等情绪，但换个角度也应感到庆幸，庆幸在病变还未进化为"大魔王"时就被及时发现。

◎ 子宫颈癌的治疗方法有哪些

　　当然也不是所有人都能通过子宫颈癌的筛查，在癌前病变阶段就将其阻断。如果很不幸，当进行检查时发现已经得了子宫颈癌，在调整好我们的身心后，也要积极地根据医生的建议进行相关检查。通过全面检查评估后，医生会对目前的疾病状态进行判断和制订后续的治疗方案。当然治疗得越早，临床效果通常越好。医生会根据子宫颈癌患者的临床分

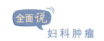

期、患者年龄、生育要求、全身状况等因素，综合制订适宜的个体化治疗方案，常采用手术、放疗为主，化疗为辅的综合治疗方案。除了手术，放疗也是临床上常用的治疗子宫颈癌的方法，尤其是子宫颈鳞状细胞癌，对放疗较敏感。早期子宫颈癌患者可选择根治性手术治疗，也可直接选择根治性放疗或个体化的同步放、化疗。早期子宫颈癌的手术与根治性放疗疗效相当，但放疗可能引发并发症，因此对于未绝经的、年龄小于45岁且无手术禁忌证的患者，手术治疗是一个可优先选择的方法。另外，希望保留生育功能的患者，可以选择与病情相适应的手术方式，如子宫颈锥切术和经腹或经阴道根治性子宫颈切除术。局部晚期子宫颈癌治疗方案首选同步放、化疗，也可以考虑手术治疗。对于ⅡB～ⅣA期子宫颈癌治疗方式首选同步放、化疗。对于ⅣB期子宫颈癌一般以系统性治疗为主，包括化疗、免疫治疗和靶向药物治疗，部分患者可联合局部放疗。因此，根据病情不同，赶走"大魔王"具体的治疗方案，需要患者和医生一起商讨，并做好"打持久战"的身心准备。

◎ 子宫颈癌的手术治疗

子宫颈癌手术治疗方式有保留生育功能手术、不保留生育功能手术、盆腔廓清术和腹主动脉±盆腔淋巴结切除分期手术。

保留生育功能手术包括子宫颈锥切术和经腹或经阴道根治性子宫颈切除术。不保留生育功能手术采用Querleu-Morrow（Q-M）分型，包括筋膜外全子宫切除术（A型）、改良根治性子宫切除术（B型）、根治性子宫切除术（C型）和超根治性子宫切除术（D型）。C型手术又分为保留盆腔自主神经（C1型）和不保留盆腔自主神经（C2型），根治性子宫切除手术方式推荐经腹开放性手术。

根治性子宫切除手术推荐开放性手术。放疗后盆腔中心性复发或病灶持续存在可选择盆腔廓清术，包括前盆腔廓清术、后盆腔廓清术和全盆腔廓清术。术前医生应进行充分、全面评估，除外远处转移，评估手术风险、患者生存获益和术后并发症处理。

◎ 子宫颈癌放射治疗

ⅠA～ⅣA期患者均可首选放疗作为初始治疗方案。对年轻早期子宫颈癌患者，考虑对其卵巢功能的保护，主要采用手术治疗或卵巢移位后的盆腔放疗。子宫颈癌放疗包括远距离体外照射和近距离放射治疗。这两种放疗方法针对的靶区不同，对子宫颈癌的治疗作用也不同。远距离体外照射主要针对子宫颈癌原发灶和盆腔蔓延及淋巴转移区域，要求在5~6周内完成，尽量避免延长放疗时间。近距离放射治疗主要照射子宫颈癌的原发病灶区域。根据情况选择传统二维后装或图像引导的三维后装治疗。根据治疗过程中的患者症状、盆腔检查及影像学检查等获得的肿瘤变化，医生应及时调整治疗剂量。根治性放疗应尽量在8周内完成。无化疗禁忌证者，放疗过程中需要接受以铂类药物为基础的同步化疗。

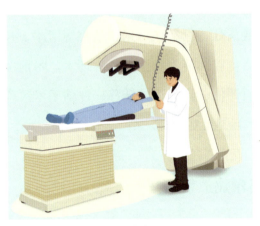

放射治疗

◎ 子宫颈癌化疗

化疗是子宫颈癌重要的治疗手段，广泛应用于子宫颈癌的根治性同步放、化疗、辅助治疗及姑息性治疗。同步放、化疗的机理可能对于化疗和放疗有协同作用，化疗使肿瘤细胞同步化为放疗敏感的G2/M期，促进肿瘤细胞的凋亡，从而增强了放疗的效果；此外，化疗还能抑制肿瘤细胞的增殖并阻止放射损伤的修复。由于放疗中存在肿瘤组织再增殖和细胞增殖周期再分布的问题，同步放、化疗可以最大限度地减少肿瘤细胞在放疗后期的加速再增殖，并防止产生对治疗的交叉耐受性。此外，同步放、化疗治疗周期不会延误治疗时间，从而可以保证放疗的疗效。同步放、化疗一般采用顺铂单药或含铂联合化疗，无法耐受顺铂者可采用卡铂。

◎ 什么是新辅助化疗

新辅助化疗主要用于术前辅助治疗以保留生育功能，适用于ⅠB3或ⅡA2期且缺乏放疗设备的地区的患者，即肿瘤直径≥4cm的局部晚期子宫颈癌患者。一般来说，这种治疗方案需要进行2~3个疗程。局部晚期子宫颈癌患者接受新辅助化疗后，预后无法改善，术后病理上的危险因素易被掩盖，因此原则上不推荐使用新辅助化疗。

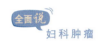

◎ 子宫颈癌常规靶向治疗

分子靶向治疗是指将与肿瘤细胞相关的特殊分子作为靶点，将针对该靶点设计的药物靶向地作用于肿瘤细胞，使其与已明确的致癌位点结合，发生特异性作用，从而促进肿瘤细胞的死亡。目前，指南推荐的用于子宫颈癌治疗的靶向药物主要包括：贝伐珠单抗、拉罗替尼和恩曲替尼。

◎ 什么是子宫颈癌免疫治疗

免疫检查点是人体免疫系统中起保护作用的分子，类似刹车的作用，防止T细胞过度激活导致的炎症损伤。其中，程

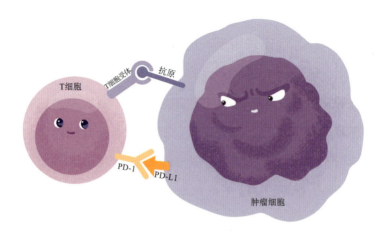

序性细胞死亡受体1（PD-1）及其配体（PD-L1）为重要的免疫检查点通路之一，也是目前最成功的肿瘤免疫治疗的靶点。

目前，指南推荐的免疫检查点抑制剂有帕博利珠单抗［用于PD-L1阳性（CPS≥1）的复发或转移性子宫颈癌的一线治疗］、卡度尼利单抗（用于含铂化疗治疗失败的复发或转移性子宫颈癌患者）、斯鲁利单抗［用于既往经治局部晚期不可切除或转移性高度微卫星不稳定型（MSI-H）或错配修复功能缺陷型（dMMR）实体瘤成人患者］、恩沃利单抗（用于标准治疗失败的高度微卫星不稳定型或错配修复功能缺陷晚期结直肠癌、胃癌及其他实体瘤）、普特利单抗（用于既往接受一线及以上系统治疗失败的高度微卫星不稳定型或错配修复功能缺陷的晚期实体瘤患者的治疗）以及纳武利尤单抗（适用于PD-L1阳性的肿瘤）。

◎ 为什么子宫颈癌术后还需补充其他辅助治疗

子宫颈癌手术后可能需要补充其他辅助治疗的原因有以下两点。

① 中、高危因素的存在

早期子宫颈癌患者，接受根治性手术，术后辅助治疗

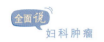

取决于手术所发现的情况及病理分期。高危因素包括淋巴结阳性、切缘阳性和宫旁浸润。具备任何一个高危因素均推荐进一步影像学检查，以了解其他部位转移情况。中危因素包括淋巴脉管间隙浸润、宫颈间质深层浸润和原发肿瘤较大。若存在危险因素可能会增加术后复发的风险，降低早期子宫颈癌患者的生存率。

② 预防复发和转移

子宫颈癌常常具有复发和转移的倾向。辅助治疗可以帮助预防疾病的复发和转移。放疗可以减少肿瘤局部复发的风险，而化疗可以减少肿瘤转移的风险。

第五章　治疗之后说再见？定期随访很重要

◎ 宫颈锥切之后就跟子宫颈癌不沾边儿了

对于子宫颈高级别鳞状上皮内病变经子宫颈切除治疗后的女性，虽然手术对病变治疗的有效率及病毒的清除率很高，但仍有病变持续存在、复发或将来变为子宫颈癌"大魔王"的可能。因此，做完手术后，也不能完全将子宫颈癌筛查抛之脑后，认为以后疾病再也不会找上门了，还应该根据患者具体情况及医生建议坚持到医院复诊。如果跟"大魔王"扯上了关系，更要时刻保持警惕，谨防它卷土重来。

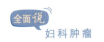

◎ 子宫颈癌治疗后随访

① 治疗后为什么要进行随访复查

定期随访是子宫颈癌诊疗流程中必不可少的一部分，其意义在于排查隐患，帮助患者恢复健康。子宫颈癌是一种恶性肿瘤，经综合治疗后仍有复发和转移的可能，如不及时发现并处理会使之前的治疗功亏一篑。另外，患者可能会遭遇一系列不良反应，如疲劳、恶心、情绪波动；患者也可能需要在饮食、运动和活动等方面得到医生的指导。因此，随访与复查可以让医生了解患者病情变化、调整用药方案，帮助患者更好地应对挑战，争取早日恢复最佳状态。

② 多久复查一次

表1-5-1为通用复查时间，但具体复诊方案应根据医生的建议。

表 1-5-1　子宫颈癌治疗后复查频次

时间	频率
第1~2年	每3~6个月一次
第3~5年	每6~12个月一次
5年后	每年一次，维持终生

每一位患者都是不同的，复发风险也有所不同，患者应遵从医生建议的个体化随访及复查安排。在第1～2年，对于高风险患者，复查时间间隔可缩短至每3个月一次，而低风险患者可延长至每6个月一次。

需注意的是，即使近期已进行复诊，但若出现非经期出血、随时间加重的疼痛（尤其是背部、骨盆及腿部疼痛）、腿部肿胀、排便困难、腹股沟肿块及其他异常症状，应尽快就医。

◎ 子宫颈癌随访内容

医生通常会根据患者每次复查时的病情变化、康复情况等进行选择性检查。检查项目包括全身体格检查、妇科检查、血常规、宫颈或阴道脱落细胞学检查、肿瘤标志物检查及影像学检查等，必要时还可进行阴道镜检查、PET/CT检查、胸片和活组织检查。

其中，细胞学检查不建议过于频繁，每年至少一次即可；其他项目建议定期复查时进行检查。影像学检查根据患者所处的不同临床分期有所区别（见表1-5-2）。

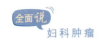

表 1-5-2　患者不同临床分期影像学检查

分期	影像学检查
I 期 不保留生育功能	主要根据症状及复发/转移情况而定。I B3期或术后有高、中危因素接受辅助治疗，可在治疗结束3~6个月后进行全身检查
I 期 保留生育功能	术后6个月可考虑进行盆腔平扫+增强MRI（magnetic resonance imaging，磁共振成像）检查，之后2~3年每年1次。若疑似复发，则需要根据症状及复发/转移情况选择其他检查方法
II ~ IV期	治疗结束后3~6个月可进行全身PET/CT（首选）或胸部/腹部/盆腔平扫+增强CT或MRI检查，随后根据临床症状及复发/转移情况选择其他影像学检查。IVB期根据症状或下一步处理决策选用相应检查方法

第六章　子宫颈癌康复治疗

◎　健康咨询及教育

　　医学是一门深奥晦涩的学科，对于一个普通患者而言，获取正确知识的最佳途径是积极地与专业人士，尤其是与就诊的正规医院的主治医师沟通，并且接受来自官方渠道的健康宣讲教育，切勿迷信所谓的"民间偏方""祖传秘方"。

　　沟通与学习内容包括但不限于：疾病可能复发的症状体征、自我检查方法、健康的生活方式、治疗后潜在远期并发症、性健康、心态及情绪调整、体育锻炼强度等。

◎　神经源性膀胱功能障碍康复

　　子宫颈癌常用治疗手术以子宫广泛性切除术为主，该手术虽治愈效果佳，但易损伤盆丛、盆腔神经，破坏神经传导，引发神经源性膀胱功能障碍，导致患者术后易出现

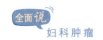

如尿潴留、尿频，甚至肾功能障碍的情况，对日常生活造成严重影响。患者可采取针灸、间歇性导尿术及膀胱训练，改善临床症状，促进膀胱功能的恢复。

◎ 淋巴水肿康复管理

下肢淋巴水肿是子宫颈癌术后并发症之一，发生概率为2.3%～47.6%。由此引起的肢体肿胀和功能障碍不仅影响日常生活，而且容易导致患者产生焦虑、抑郁等心理问题，须积极处理。淋巴水肿综合消肿疗法是目前针对下肢淋巴水肿安全有效的保守治疗方法，被推荐为标准疗法，分为四步：专业化徒手淋巴引流、低弹性绷带加压包扎、个性化皮肤护理和患肢功能锻炼，也有医院在此基础上进行改良，增加舒缓瘢痕组织、空气压力波水肿治疗仪治疗，形成六步综合消肿疗法，以缓解水肿，改善生活质量。

◎ 性生活康复管理

通常患者可在结束子宫颈癌治疗后半年到一年内尝试性生活，但治疗后可能会出现性方面的副作用，包括性欲减退、阴道干涩、性生活时疼痛等。这些副作用很常见，患者通常都能通过医生推荐的对症治疗（如阴道冲洗、局部药物治疗）及患者自行盆底肌训练得到改善。不得不提的是，中国育龄期子宫颈癌患者大多内敛害羞，对谈论性生活有一定羞耻感，患者需尽量克服这一点，改变对性生活避而不谈的态度，直面性需求与困境，接受科学的健康宣讲，与伴侣深入协商并寻求支持。

◎ 放疗引起阴道狭窄和干燥

　　放疗是子宫颈癌的主要治疗手段之一，但在治疗过程中，不论外照射还是近距离照射治疗，阴道都会受到辐射。放疗后的放射性阴道损伤是渐进性的，在潜伏期后可能出现症状，表现为阴道干燥、溃疡、出血、黏膜萎缩以及阴道狭窄甚至闭锁等症状，进一步影响患者的性生活质量。

　　润滑剂是常用的局部药物，可减轻干燥的症状。有绝经症状的年轻患者可在医生指导下使用雌激素替代治疗，以保持阴道弹性。此外，患者可在医生指导下使用阴道扩张器，以减轻阴道狭窄及干燥的影响，也能在一定程度上改善便秘、压力性尿失禁。阴道扩张器是一种用于逐渐拉伸或扩大阴道的装置，有不同尺寸，可根据患者情况变化而调整。患者可在放疗结束后2~4周开始使用阴道扩张器，每日1~2次，每次5~10分钟，并可以一直使用下去。但不主张以扩张器代替阴道内性交。

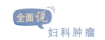

第七章　可治更可防：HPV疫苗筑牢子宫颈癌防治第一道防线

◎ 什么是子宫颈癌的三级预防

关于子宫颈癌有两个"三"，一个是前面提到的"三阶梯"诊断，另一个则是子宫颈癌的"三级预防"。一级预防是健康教育和HPV疫苗，也就是我们的病因预防。健康教育主要是对适龄男女开展安全性行为教育，包括推迟初次性行为年龄、减少性伴侣数和安全套的正确使用等；此外，还有加强锻炼，保证充足的睡眠、保持愉悦的心情等。二级预防是子宫颈癌的筛查，这一步也是比较关键的，对适龄女性定期进行子宫颈癌筛查，用"火眼金睛"在癌前期阶段就将其发现，并阻断其变身为子宫颈癌这个"大恶魔"。三级预防则是针对疾病的积极治疗。

◎ 子宫颈癌的克星

"上医治未病，中医治预病，下医治已病"。HPV病毒作为子宫颈癌的病因，威力强大，危害女性健康，因此，科学家经过多年的研究，针对这位"幕后黑手"研发出了预防性疫苗，HPV病毒在HPV疫苗这位"上医"面前也要乖乖"缴械投降"。

高危型HPV持续感染，尤其是HPV16、18型感染是子宫颈癌发生的病因，所以也将HPV疫苗称作子宫颈癌疫苗。目前，已批准上市的HPV疫苗是通过基因重组的方法辅以佐剂制成的，不包含病毒DNA，不具有感染性和致癌性。因此，不用担心接种了HPV疫苗反而感染了病毒。

◎ 目前的HPV疫苗有哪些？该如何选择

自2006年全球首个HPV疫苗上市以来，相继上市的有二价HPV疫苗、四价HPV疫苗和九价HPV疫苗，这里的价不是价格或价值的意思，而是可预防的HPV种类。二价HPV疫苗主要针对HPV16型和18型；四价HPV疫苗除16型和18型外还有6型和11型两种低危型；九价HPV疫苗除上述四种外，还有31型、33型、45型、52型和58型。三种疫苗都可针对上述

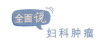

高危型HPV，预防HPV相关疾病，并且效果显著。二价疫苗能预防由HPV16型和18型导致的子宫颈癌率达70%。四价疫苗与二价疫苗相比，还能预防HPV6型和11型引起的生殖器疣，九价HPV疫苗将预防子宫颈癌的比例从70%提高到90%。

目前，三种疫苗的接种年龄均拓展为9～45岁，当然，最佳的接种时机是在初次性生活之前，其保护效果最佳。根据年龄等，免疫接种程序为2～3次。目前接种HPV疫苗需要提前通过预防接种单位或网络平台进行HPV疫苗的预约，预约成功后，按照预约的时间和地点前往预防接种单位进行疫苗接种。目前，世界卫生组织关于HPV疫苗立场文件，对三种疫苗的推荐没有偏好。市民可根据疫苗种类、价格，结合自身年龄条件进行自愿自费接种。

◎ 接种HPV疫苗后有哪些不适

大部分人在HPV疫苗接种后没有或仅有轻微的不良反应，短期内都可自行缓解。最常见的不良反应是发热、疲劳、恶心、头痛及接种部位的局部红、肿、热、痛，和接种其他疫苗的反应类似。

◎ 感染了HPV还能接种疫苗吗

前面提到了HPV在女性人群中感染率较高，一生中的累积感染率可达70%。因此，很多女性也会问："感染了HPV还能接种HPV疫苗吗？"首先，HPV感染并不是接种疫苗的禁忌证，HPV自然感染之后产生的抗体难以预防再次感染，现有数据显示，HPV疫苗对既往疫苗型别的再感染也是有显著保护力的。其次，HPV疫苗中的HPV16型和18型是最主要的预防型别，如果没有感染过这两种型别，也是有必要接种HPV疫苗的。因此，对于已感染HPV的适龄女性也是推荐进行HPV疫苗接种的，且接种前无须常规进行HPV检测。

◎ 接种HPV疫苗期间如果怀孕了怎么办

因为很多计划接种HPV疫苗的女性都是在生育年龄阶段的女性，或有些女性在不知道怀孕的情况下已经接种了HPV疫苗，大家会担心接种HPV疫苗对怀孕可能产生一定的影响。目前，多项研究结果显示，疫苗接种对妊娠结局或胎儿发育方面未发现有特别的安全性问题。但为安全起见，不推荐已经怀孕的准妈妈接种HPV疫苗，如果有备孕计划，建议在生完宝宝后再接种。如果接种疫苗后发现怀

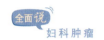

孕了，也不要过于紧张，可以暂停接种余下剂次，待分娩之后，再完成全程剂次的接种。

◎ 接种HPV疫苗后还需要再进行子宫颈癌筛查吗

也有很多女性接种HPV疫苗之后就不再进行子宫颈癌的筛查了，认为接种了疫苗，子宫颈癌就一定不会发生了。众所周知，HPV疫苗具有型别特异性，没有任何一种疫苗可以起到100%的保护效果。所有的HPV疫苗对16型和18型HPV，尤其是九价HPV疫苗可提供高水平的保护，但未能覆盖所有高危HPV型别；另外预防接种疫苗也可能存在免疫失败的情况。因此，接种了HPV疫苗也不代表就进入了"保险箱"可以高枕无忧了，接种疫苗后仍应照常进行子宫颈癌筛查，不可放任自流。

◎ 子宫颈癌是极有希望被消除的癌症

如大多数恶性肿瘤一样，大家讨论子宫颈癌时，往往是"谈癌色变"，尤其是多位名人因此香消玉殒，更是给它蒙上了一层神秘又可怖的面纱。但是，实际上子宫颈癌是极有希望被消除的癌症。

由于子宫颈癌是女性生殖系统恶性肿瘤中唯一一个病因明确、有可筛查的方法和有效的干预措施的肿瘤，因此它也是目前有望被消除的恶性肿瘤。2018年5月，世界卫生组织总干事在世界卫生大会上发出了"全球消除子宫颈癌"的行动呼吁，并在2020年11月发布了包括中国在内的194个国家和地区共同承诺的《加速消除子宫颈癌全球战略》。我国是人口大国，也是子宫颈癌负担大国，子宫颈癌防治之路任重且道远。因此，我们也呼吁女性，对子宫颈癌的防范要记牢以下几点：保持健康生活方式，避免高危性行为；接种HPV疫苗；积极参与子宫颈癌筛查，坚持定期随访和检查。对"大魔王"抱有"敬畏心"，积极参与子宫颈癌的防治，维护生殖健康，提高生活质量。

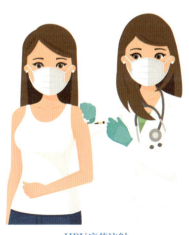

HPV疫苗注射

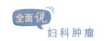

第八章　子宫颈癌就医指南

◎ 子宫颈癌预防与筛查的就医推荐

HPV疫苗接种是预防子宫颈癌的有效手段。但我国人口基数大，HPV疫苗接种率和子宫颈癌筛查覆盖率较低，随着健康知识的不断普及和公众对HPV疫苗接种认知的提高，越来越多的人希望能够获得详细的HPV疫苗接种和子宫颈癌筛查的专业建议。

① HPV疫苗接种流程

1）确定接种资格

根据子宫颈癌疫苗的种类、接种对象、接种剂次、可能的副作用以及疫苗的有效性，确认接种者的年龄和健康状况是否符合接种条件。一般建议9～45岁的女性接种疫苗。

2）选择合适的接种点并预约

既往疫苗接种往往需要到医院或防疫站，现如今中国大力发展基层卫生工作，疫苗工作逐渐普及基层医疗卫生机构，多地基层卫生院可以预约接种，极大地方便了居民，避免了因时间问题造成的接种意愿下降。因此，接种者可以在家附近的医院、社区卫生服务中心或专门的疫苗接种点进行预约。可使用官方提供的在线预约系统，或通过电话直接联系预约接种点。在预约时，请准备好个人信息，如姓名、身份证号码和联系方式等。

3）接种

预约成功后，接种者将会收到接种时间和地点的确认信息。请按照指示在接种前保持良好的身体状况，并携带必要的文件（如身份证）按时到达，遵循医护人员的指引进行接种。接种后请留意任何不适症状，并按照医嘱进行后续的剂次接种。

② HPV+TCT筛查就医推荐

定期进行HPV+TCT筛查可以及时发现和治疗子宫颈癌癌前病变和早期癌。两项检查在正规医院的妇科门诊就可以检测，某些地区的基层卫生院也可以检测。

1）筛查前注意事项

（1）避免月经期间筛查，以免经血影响样本分析。

（2）建议在筛查前48小时内避免性行为，减少可能对

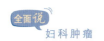

检测结果造成干扰的因素。

（3）在检查前2～3天，不要使用任何阴道泡腾片、药膏或其他阴道护理产品。

（4）筛查当天应保持外阴清洁，但无须做特殊的清洁程序。

（5）选择容易穿脱的服装，方便进行检查。

2）筛查流程

（1）在筛查前，医护人员可能会询问检查者的医疗史，包括月经周期、既往妇科疾病、性活动情况等，以便更好地了解检查者的健康状况。

（2）在检查床上采取仰卧位，双腿分开，膝盖弯曲，医生会使用检查工具进行检查。

（3）医生会轻柔地从宫颈表面采集细胞样本，进行TCT检测；同时可能使用专用工具采集宫颈管内的分泌物，用于HPV检测。

（4）采集的样本将被送往实验室进行详细分析，筛查结果通常需几天时间，医生会根据结果提供进一步的建议或治疗方案。

◎　子宫颈癌诊断就医推荐

　　若HPV+TCT的检查结果提示异常，请患者尽快前往医院预约妇科医生。医生会进行全面的检查和评估，可能还会建议进行宫颈活检，这涉及取出宫颈组织的小部分进行实验室检查。也可能采用高级成像技术，如MRI或CT扫描，来评估疾病的扩散情况。如果诊断为子宫颈癌，医生将会根据癌症的具体类型和分期，以及患者的整体健康状况，制订治疗计划。

◎　子宫颈癌治疗就医推荐

　　患上子宫颈癌后不要慌乱，患者就诊前请准备好病历本和医保卡，如需转院可携带转院证明。若患者在当地医院已经做过B超、CT/MRI等影像学检查或病理活检，或在当地医院住过院，请携带好检查报告单、出院小结（记录）、手术或放、化疗记录单、门诊病历等，方便医生根据现有资料做出初步的诊断，也避免了不必要的重复检查。此外，由于不同分期的子宫颈癌治疗方式不同，治疗时长也不同，短则半月，长则两月余，住院所需的费用、日常用品、陪护安排都需要事先准备。

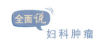

在过去，去医院就医是一件十分耗费时间的事情。排队挂号、排队缴费等，耗费了患者大量的时间。"看病难、挂号难"成了社会关注的热点话题。现如今，随着互联网的大力发展、智能手机的全面普及，为去医院就医提供了很多便利。患者可以通过网上预约医生，到院后通过自助机或人工窗口取号，随后在候诊区候诊，就诊后根据医院流程完善检查、办理住院手续等，并完成医生给出的治疗方案。

◎ 子宫颈癌治疗后康复及随访就医推荐

在治疗后的康复期，患者可根据医生的建议进行定期随访，并遵守医生的指导和建议，保持良好生活方式和心态。在随访期间，患者若出现任何新的或持续的症状应保持警觉，若有任何异常，应立即与医生联系。

第2篇

子宫内膜癌

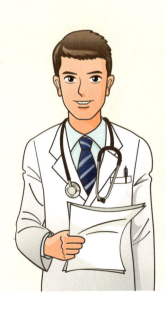

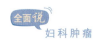
第一章　认识子宫，有效预防子宫内膜癌

◎ 子宫的位置及功能

　　子宫是女性盆腔中央的一个器官，它的形状像一个倒置的梨，稍微扁平。它与周围的器官有一定的关系：在子宫前面是膀胱，后面是直肠，两边有输尿管，下方与阴道相连，两侧与输卵管相连。正常情况下，子宫整体向前倾

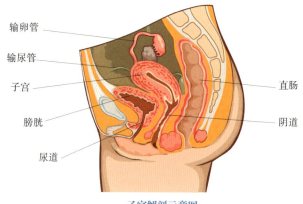

输卵管

输尿管

子宫

膀胱

尿道

直肠

阴道

子宫解剖示意图

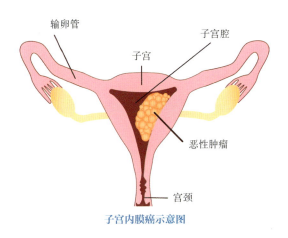

子宫内膜癌示意图

斜，下部向前弯曲，这被称为前倾前屈位，又称为前位子宫。然而，有部分人的子宫是向后倾斜的，即后倾后屈位。

◎ 子宫的功能

产生
月经

在雌激素和孕激素的作用下，子宫内膜周期性剥脱，形成月经。月经周期平均28天，提前或延后7天均属正常。月经期2~8天（平均4~6天），月经量20~60mL，大于80mL为月经过多，小于5mL为月经过少。

孕育
儿女

子宫内膜为受精卵提供着床环境，支持胚胎生长。到分娩的时候子宫肌层提供产力将胎儿分娩。

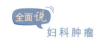

◎ 子宫内膜癌的高危因素

① 生活方式

现在人们的生活方式不够健康、科学，甚至有大量进食高能量、高脂肪、高胆固醇的饮食习惯，增加了子宫内膜癌的患病风险。建议人们合理、平衡及健康饮食，保持健康的作息、规律的运动，摒弃不良习惯。

② 子宫内膜癌三联征

肥胖、高血压、糖尿病，被称为子宫内膜癌三联征。研究表明，子宫内膜癌是首批与肥胖相关的恶性肿瘤之一，多数研究认为向心性肥胖、成年后肥胖、绝经后肥胖、体脂指数高均会提高子宫内膜癌的发生率。另外，研究发现Ⅱ型糖尿病的患者，子宫内膜癌的发病风险会增加1.7~30倍，患有高血压的妇女子宫内膜癌的发病风险增加2倍。也有研究表示Ⅰ型糖尿病与子宫内膜癌之间也存在相关性；肥胖型糖尿病患者出现子宫内膜癌的风险是非肥胖、非糖尿病人群的5~6倍。

人们常说，"腰围长一寸，寿命缩十年"。就是说肥胖影响健康。肥胖与肿瘤的发生密切相关。有研究表明，体重指数每增加1个单位，子宫内膜癌的相对风险增加9%。

与体重指数<25kg/m^{2}的女性相比，体重指数在30～34kg/m^{2}区间的女性发生Ⅰ型子宫内膜癌的风险升高2.5倍，体重指数≥40kg/m^{2}的女性发生Ⅰ型子宫内膜癌的风险升高7.1倍。

如何定义肥胖呢？

肥胖的诊断标准有以下三种方式。

1）以体重指数（BMI）诊断肥胖

计算体重指数公式：体重（kg）/身高（m）的平方。诊断标准见表2-1-1。

表2-1-1　体重指数与肥胖诊断标准

分类	体重指数（kg/m^2）
体重过低	<18.5
正常体重范围	18.5～<24
超重	24～<28
肥胖	≥28

2）以腰围诊断中心型肥胖

腰围测量方法：被测量者取立位，测量腋中线肋弓下缘和髂嵴连线中点的水平位置处体围的周径。诊断标准见表2-1-2。

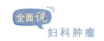

表 2-1-2　腰围诊断中心型肥胖标准

分类	男性腰围（cm）	女性腰围（cm）
中心型肥胖前期	85～<90	80～<85
中心型肥胖	≥90	≥85

3）以体脂率诊断肥胖

一般来说正常成年男性体内脂肪含量占体重的10%～20%，女性为15%～25%。男性体脂率＞25%，女性＞30%，可考虑为肥胖，但具体还应结合个体差异、年龄等因素进行综合评估。

那么肥胖导致子宫内膜癌风险增加的原因是什么呢？

肥胖导致子宫内膜癌发生的原因主要与体内雌激素水平变化有关。体内脂肪富含芳香化酶，芳香化酶分别催化雄烯二酮、睾酮转化为雌酮、雌二醇，使体内雌酮水平升高。肥胖女性因拥有更多的脂肪组织，体内的雌激素水平明显增加，雌激素长期过度刺激子宫内膜，导致子宫内膜过度生长，从而增加子宫内膜癌发生的风险。

❸ 内源性雌激素作用

内源性雌激素增多与排卵障碍、神经内分泌系统疾病、内分泌腺疾病、功能性卵巢肿瘤有关，也与肝功能障碍、雌激素转化障碍等相关。大部分子宫内膜癌是雌激素依赖性的肿瘤，子宫内膜癌的发生与无保护性的雌激素过度刺激密切相关。多囊卵巢综合征患者体内的雄激素是正常女性体内的3~4倍，雄激素可以转化雌酮导致内膜增生。神经内分泌系统疾病可影响雌激素的合成以及分泌，内分泌腺疾病导致雌激素的合成增加，引起子宫内膜增生，使癌变的概率大大提高。

❹ 外源性雌激素作用

1）激素替代治疗

子宫内膜癌的发生与雌激素替代治疗有一定关系，特别是单独使用雌激素进行替代治疗可能会增加子宫内膜癌的风险。此外，子宫内膜癌的发病风险还与雌激素使用的时长、雌激素种类、是否联合使用孕激素、是否周期性停药以及患者的个体特征等因素有关。

2）三苯氧胺

三苯氧胺同时具有抗雌激素作用和弱雌激素作用。研究发现长期使用三苯氧胺会导致子宫内膜增生、子宫内膜息肉，这大大增加了患子宫内膜癌的风险。而绝经后的女性使用三苯氧胺患子宫内膜癌风险更高。

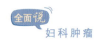

◎ 子宫内膜癌的"保护伞"

① 定期妇科检查

定期妇科检查对于及早识别子宫内膜癌的迹象和子宫内膜异常至关重要，能显著增加治愈的成功率。此外，对于那些处于较高风险的群体，特别是那些有家族遗传背景的女性，推荐她们进行专门的基因筛查以及寻求专业的遗传咨询，以便更好地理解个人风险并能够采取预防措施。

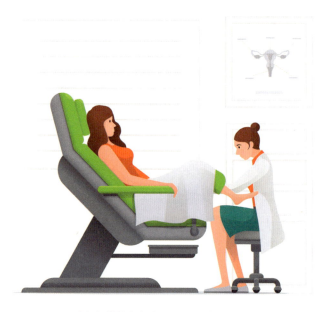

定期妇科检查有助于及早识别体内异常

② 健康饮食

健康饮食不仅是维持身体健康的基石，而且在预防疾病和提高生活质量方面发挥着至关重要的作用。有研究证实，女性食用低饱和脂肪食物和适当食用水果、蔬菜可以降低患子宫内膜癌的风险。

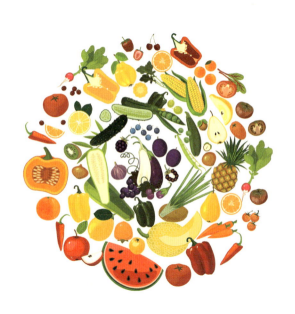

③ 长期使用含有雌激素的激素替代疗法应遵医嘱

女性长期使用含雌激素的激素替代疗法可能导致患子宫内膜癌的风险提高，特别是对于没有同时使用孕激素的女性。所以，若需要使用激素替代疗法，患者应与医生密

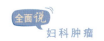

切沟通，评估个体健康状况及相关风险因素，以制订最合适的治疗方案。日常生活中，我们也要注意避免使用不明成分的"保健品"，以防隐匿性的、不恰当的"添加激素"加大患上疾病的风险。

④ 控制体重

体重管理是降低患子宫内膜癌风险的关键策略之一。研究表明，肥胖不仅与多种慢性疾病的发生有关，也是女性发展为子宫内膜癌的一个显著风险因素。要通过适当的体育锻炼来控制体重，减少肥胖、高血压、糖尿病等与子宫内膜癌相关高危因素疾病的发生。

◎ 生活方式对健康的影响

《"健康中国2030"规划纲要》提出："推进全民健康生活方式行动，强化家庭和高危个体健康生活方式指导及干预，开展健康体重、健康口腔、健康骨骼等专项行动，到2030年基本实现以县（市、区）为单位全覆盖。"

个人的生活方式选择对其健康状况产生重大且持久的影响。

① 饮食

均衡的饮食是健康的基础。建议：食物多样，谷类为主；多吃蔬果、奶类、大豆；适量吃鱼、禽、蛋、瘦肉；少盐少油，控糖限酒。

② 运动

我国"全民健康生活方式行动"的宣传口号是"管住嘴，迈开腿，吃动两平衡"。除了选择健康的食物，我们还应该坚持运动，每天坚持30分钟以上中等强度的锻炼，保持健康的体重。找到一种自己喜欢的运动方式，比如快走、跑步、游泳、拳操、骑自行车等，并持之以恒。

③ 不吸烟

吸烟与人体多种健康问题相关，包括心血管疾病、肺癌和慢性阻塞性肺疾病等。戒烟可以显著降低这些风险。吸烟者要戒烟，不吸烟者要尽量避免二手烟、三手烟。

④ 不酗酒

长期或频繁饮酒超过推荐限量，会对身体造成多方面的负面影响。这种不当的饮酒习惯可能导致肝脏功能紊乱，患心血管疾病风险的增加，以及可能影响神经系统的健康。

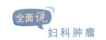

5 睡眠

充足的睡眠对身体和心理健康至关重要。不熬夜，成年人每晚应该获得7～9小时的睡眠。

生活方式与人类的健康息息相关。每个人是自己健康的第一责任人，摒弃不良生活方式，应做到合理膳食、科学运动、戒烟和限酒。通过这些积极的生活方式的选择，每个人都能够享受更为充实、活力四射的生活。

◎ 激素替代治疗的利与弊

激素替代治疗是一种用于缓解更年期症状及预防长期健康问题的治疗方式。具有如下益处。

1 缓解更年期症状

更年期是女性生命中的一个重要阶段。在这个时期，女性的卵巢功能逐渐减退，雌激素水平下降。这种激素变化会导致许多不适症状，如潮热、夜汗、情绪波动等。激素替代治疗可有效缓解这些症状，从而提高生活质量。

❷　预防疾病

骨质疏松是一种常见的疾病，特别容易发生在绝经期和绝经后的女性身上。激素替代治疗通过补充体内缺乏的雌激素，可以有效地增加骨密度，减少骨折的风险。另外，激素替代治疗还可以对大脑功能产生积极影响，降低阿尔茨海默病发生，提高认知能力。

❸　心理健康

更年期女性的心理变化可能会对心理健康产生负面影响，激素替代治疗可以有效减轻更年期女性的物理症状，改善心理健康，如调节焦虑和抑郁的情绪，改善心理状态，减轻忧郁症状。

然而，需要注意的是，激素替代治疗也可能存在一定的风险和副作用。

❶　增加某些疾病风险

使用含有雌激素的激素替代治疗可能会促进乳腺和子宫内膜组织的生长，增加患癌症的风险。因此，对于已经患有乳腺癌或子宫内膜癌，或者有癌症家族史的女性，可能不适合使用激素替代治疗。另外，长期使用激素替代治

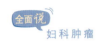

疗还可能增加血栓和中风的风险。对于有相关病史或中风风险较高的女性、吸烟者和肥胖者，使用激素替代治疗应在医生指导下进行。

❷ 其他副作用

使用激素替代治疗可能产生一些副作用，如乳房不适、恶心、头痛、水肿、体重增加和血栓形成等。不同个体对激素替代治疗的反应可能存在差异。在开始使用激素替代治疗之前，应该充分地与医生沟通，了解可能的副作用和个人风险。

◎ 遗传与家族史

子宫内膜癌绝大部分为散发性，但约有5%的患者是由遗传因素导致的。

林奇综合征（Lynch syndrome）是一种与遗传性子宫内膜癌相关的疾病。该综合征主要由错配修复系统基因胚系突变引起。林奇综合征患者中，子宫内膜癌是最常见的恶性肿瘤之一。其他与林奇综合征相关的肿瘤还包括结直肠癌、卵巢癌等。这些肿瘤的发生率相对较高，因此，对于林奇综合征患者来说，定期进行相关癌症筛查非常重要。

除了林奇综合征，还有一种与遗传性子宫内膜癌相关的疾病叫作多发性错构瘤综合征（Cowden syndrome）。多发性错构瘤综合征主要由PTEN基因胚系突变引起，PTEN基因是一个重要的肿瘤抑制基因。PTEN基因突变会导致细胞生长和分化的抑制功能丧失，增加人类患子宫内膜癌等多种肿瘤的风险。

如果家族有遗传病史，建议咨询相关遗传专家或肿瘤遗传咨询师，接受基因检测和遗传咨询。通过基因检测可以确定特定基因是否存在突变，从而评估个人的患病风险。对于高风险人群，定期进行癌症筛查和监测，以便尽早发现和治疗潜在肿瘤。

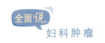

第二章 子宫内膜癌筛查

◎ 子宫内膜癌的早期症状

1 阴道出血

子宫内膜癌早期，患者可能无特殊症状，临床上难以被发现，但约90%子宫内膜癌的主要症状为阴道流血。

（1）绝经后阴道出血：绝经后阴道出血是子宫内膜癌患者的主要症状，出现该症状后，建议立即就诊。

（2）月经紊乱：约20%的子宫内膜癌患者为围绝经期妇女，40岁以下的妇女仅占5%~10%。患者可表现为月经周期紊乱，月经淋漓不尽甚至阴道大量出血。

2 阴道异常排液

子宫内膜癌早期可为少量浆液性或血性分泌物，晚期因肿瘤体积增大发生局部感染、坏死，排出恶臭的脓血样液体。

③ 疼痛

子宫内膜癌早期多表现为下腹隐痛不适，或由宫腔积脓或积液引起，晚期则因病变扩散至子宫旁组织韧带或压迫神经及器官，还可能出现下肢或腰骶部疼痛。

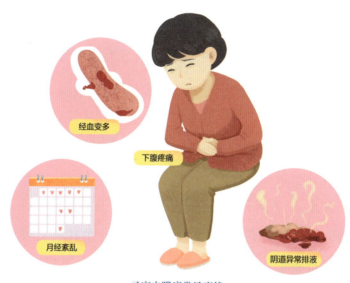

经血变多

下腹疼痛

月经紊乱

阴道异常排液

子宫内膜癌常见症状

◎ 什么是子宫内膜癌筛查

子宫内膜癌筛查是指通过一系列检查方法来评估女性是否有子宫内膜癌的风险或者是否已经发展为子宫内膜癌。

子宫内膜癌的早期筛查是必要的，因为相当一部分患

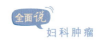

者在疾病早期未能得到及时的诊断与治疗，而及时诊断与治疗能大大提高子宫内膜癌患者的生存率。

以下为我国推荐的筛查方案。

1 筛查人群

不建议对子宫内膜癌平均风险、无症状女性进行常规筛查，建议对子宫内膜癌高危风险女性进行子宫内膜癌筛查。

子宫内膜癌的高危风险包括：①年龄≥45岁；②糖尿病；③肥胖；④高血压；⑤无孕激素拮抗的性激素使用史；⑥多囊性卵巢综合征；⑦功能性卵巢肿瘤（分泌雌激素的卵巢肿瘤）；⑧无排卵型异常子宫出血；⑨初潮早；⑩不孕不育；⑪他莫昔芬治疗；⑫肿瘤家族史（尤其是子宫内膜癌或肠道肿瘤）；⑬卵巢和乳腺癌病史。

2 筛查间隔

目前建议高危人群每年筛查。

3 筛查方式

推荐非月经期及阴道出血量少时应用子宫内膜刷进行子宫内膜取样，制片方式建议使用子宫内膜细胞学检查法

（endometrial cytology test，ECT）。经阴道彩超了解子宫内
膜厚度、均质度及血流状况，其可作为病情初始评估和辅
助子宫内膜细胞学筛查子宫内膜癌的方法。

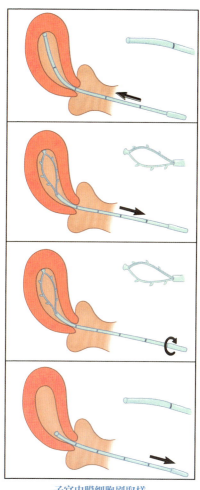

子宫内膜细胞刷取样

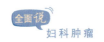

④ 子宫内膜细胞学检查的评价系统

经过严格培训的细胞学医生或细胞病理学医生进行子宫内膜细胞学检查的判读，将结果分为五类：①不满意标本。②未见恶性肿瘤细胞。③意义不明确的非典型细胞。④可疑恶性肿瘤细胞。⑤恶性肿瘤细胞。

⑤ 筛查结果的临床处理

（1）不满意标本：3个月重复子宫内膜细胞学检查。

（2）未见恶性肿瘤细胞：①绝经后反复阴道出血或绝经后子宫内膜厚度≥5mm，建议宫腔镜检查；②育龄妇女，有阴道出血症状或超声子宫内膜增厚时，可先试用孕激素治疗，治疗无效者，建议宫腔镜检查；③如筛查结果为子宫内膜炎，可先行抗感染治疗，消炎后复查；④无症状、超声子宫内膜无明显异常，12个月后复查。

（3）意义不明确的非典型细胞：①无症状女性，应在6个月后复查子宫内膜细胞学；②绝经后反复阴道出血或绝经后子宫内膜厚度≥5mm，建议宫腔镜检查；③育龄妇女，有阴道出血症状或超声异常（内膜不均，异常血流信号，明显占位等），建议行宫腔镜检查。

（4）可疑恶性肿瘤细胞或恶性肿瘤细胞：应立即行宫腔镜检查+分段诊刮取得子宫内膜组织，根据病理结果再进

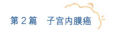

一步进行临床治疗。

◎ 子宫内膜癌的检查方法

① 经阴道彩色多普勒超声

经阴道彩色多普勒超声是一种临床常用的检查手段，可以评估子宫内膜的厚度、形态、回声和血流变化等，用来判断其是否有病变，诊断准确率高，具有可重复性强、无创、价廉等优点。然而，经阴道彩色多普勒超声受到许多因素的干扰，如肥胖、子宫肌瘤等，并且极其依赖操作医师的经验和手法。

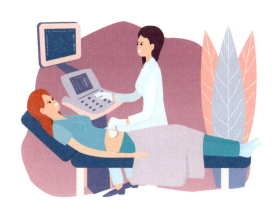

② 组织细胞学方法

近年来，有两类比较高效的子宫内膜取样器可获取子

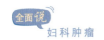

宫内膜细胞以筛查早期子宫内膜癌，一类是负压型，另一类是毛刷型。子宫内膜取样器简单、方便，可在门诊进行操作，无须子宫颈扩张，无须全身麻醉，不仅可减轻患者的不适、减少对患者的创伤，而且避免了因宫腔镜检查膨宫引起的子宫内膜癌扩散的风险。

诊断性刮宫对子宫内膜相关疾病具有较高的特异性，曾经是诊断子宫内膜癌的"金标准"。但诊断性刮宫是盲取，单独应用存在漏诊的可能性，且有穿孔、出血、感染等风险，因此不宜单独作为筛查手段，医生常推荐与宫腔镜联合应用。

③ 血清学检查

CA125（血清糖类抗原125）、HE4（人附睾蛋白4）等血清肿瘤标志物检查是临床应用较广泛的肿瘤筛查方式，但灵敏度和特异度均不高，且在其他恶性肿瘤、部分良性疾病中也可能存在不同程度的升高，因此常常联合其他检测一起使用以为诊断提供更准确的参考。

④ 家族史评估

子宫内膜癌有一定的家族遗传倾向，有家族史的人群可以进行基因检测，以评估患病风险。

◎ 彩超与CA125在内膜癌筛查中的作用

彩超是一种无创的检查方法，通过超声波的反射来获得子宫内膜的图像，可以帮助医生检测子宫内膜的异常变化。在子宫内膜癌筛查中，彩超可以帮助医生观察子宫内膜的增厚、结节、囊肿等异常情况，从而为医生提供用于初步筛查的图像资料。

CA125是一种来源于体腔上皮细胞并可表达于正常组织的糖蛋白，由胚胎期上皮细胞分泌。研究发现术前血清CA125是子宫内膜癌的重要预测指标，是独立预后因素，也可用于预测淋巴结转移。

总之，彩超和CA125在内膜癌筛查中发挥着重要的角色，但单独使用它们并不能确定是否患有子宫内膜癌。综合使用多种筛查方法和临床病史，可以提高子宫内膜癌的检出率和准确性。任何异常结果都需要进一步检查和评估，最终的诊断需要由医生来确定。

◎ 宫腔镜检查

宫腔镜检查是一项新的、微创性的妇科诊疗技术。宫腔镜本身是一种用于子宫腔内检查和治疗的纤维光源内窥

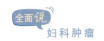

镜。整个检查系统则包括宫腔镜、能源系统、光源系统、灌流系统和成像系统。

通俗地说，宫腔镜检查其实就是用一个带有光源的小镜子，经阴道通过宫颈口进入宫腔，对宫腔的内膜面进行直观的检查，把图像传到外部显示屏上，对所观察的部位进行放大后观察。

宫腔镜检查可以清楚地观察子宫内膜的平滑程度，宫腔是否有息肉样物质或者有粘连等情况，子宫底两侧的输卵管开口是否正常。目前，宫腔镜直视或是宫腔镜配合诊断性刮宫全面获取内膜组织病理标本，是子宫内膜癌诊断的"金标准"。

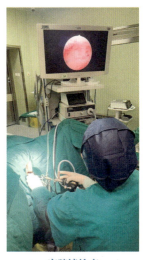

宫腔镜检查

◎ 诊断性刮宫

诊断性刮宫手术是通过刮取妇科疾病患者的宫腔内容物进行病理检查的一种较为常见的诊断方式，临床上又简称为诊刮术。诊刮术是宫腔疾病的一种重要诊断方法，常用于功能失调性子宫出血、围绝经期异常子宫出血等一些功能性子宫出血的病因诊断。诊刮术是盲法操作，容易造成刮取组织遗漏或患者损伤，有条件的医院会和宫腔镜检查联合操作，从而提高疾病诊断准确率，明确病因，对患者后续治疗方案的确定具有参考和指导作用。

◎ 阴道异常流血、流液的诊疗策略

子宫内膜癌最常见的症状是患者绝经期前后不规则阴道流血。由于常为少量至中等量流血，很少大量流血，所以容易被患者忽视。绝经后患者多表现为持续或间断性少量阴道流血，晚期子宫内膜癌患者可出现阴道排液症状。

诊疗策略通常包括以下几个方面：

（1）详细病史询问和体格检查：医生一般会详细询问患者症状、病史等情况，并进行相关的体格检查，包括外阴、阴道和宫颈的观察。

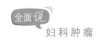

（2）辅助检查：根据患者的病情需要，医生可能会建议进行一些辅助检查，如妇科超声检查、宫颈涂片检查、阴道分泌物涂片检查、阴道分泌物培养检查等，以了解病因并指导治疗。

（3）对症治疗：根据相关的检查结果，选择相应的治疗方法。

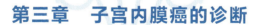

第三章　子宫内膜癌的诊断

◎ 重视症状、医工融合，推动子宫内膜癌的早期诊断

早期子宫内膜癌可能没有明显的症状，可一旦出现，如绝经后的不规则阴道流血，往往是子宫内膜癌已发展了的早期信号。因此从患者角度，应当重视症状，通过及时识别这些症状，不仅可以提高子宫内膜癌早期诊断的准确性，还能得到更好的治疗效果。

另外，医工融合，通过临床数据、影像学、病例数据与测序等多模态数据融合，可以更好地研究子宫内膜癌的发病机制，开发新的诊断工具和治疗方法，促进精准诊治。

◎ 病理检查是诊断子宫内膜癌的"金标准"

通过宫腔镜或诊断性刮宫获取子宫内膜送病理检查是

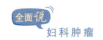

子宫内膜癌诊断的"金标准"，主要原因在于其准确性和可靠性。首先，病理检查能够提供关于子宫内膜癌组织结构、细胞类型和分化程度的详细信息，这些信息对于临床治疗决策至关重要。其次，由于子宫内膜癌的发病率逐年增高，规范的病理诊断成为评估患者预后的重要依据。最后，随着分子生物学技术的发展，子宫内膜癌的分子分型也为诊断提供了新的视角，提升了诊断的准确性和可重复性。

◎ 子宫内膜癌的病理分型

根据2020版世界卫生组织分类，子宫内膜癌主要分为以下几个类型。

（1）子宫内膜样癌：约占子宫内膜癌发生率的70%，表现为腺性或绒毛腺管状结构，宫腔光滑，伴有拥挤复杂的分支结构。大多数Ⅰ期患者预后良好，5年生存率可达96%；高危患者预后差，如Ⅲ期患者5年生存率为36.8%。

（2）浆液性癌：在子宫内膜癌发生率中占比为13%，子宫内膜浆液性癌细胞形态非常不一致，易见异常核分裂象，常过表达P53或者P53阴性。治疗上以手术为主，但预后较差，特别是在晚期确诊时。

（3）透明细胞癌：在子宫内膜癌发生率中占比为7%，由富含透明细胞质的细胞组成，通常有几种不同的结构模式：乳头状、腺体状、管囊状及弥漫性，可形成"靴钉"样结构，由于疾病的罕见性，临床研究中很难开展针对它的大型前瞻性研究，致使其诊断、治疗面临诸多挑战。

（4）去分化/未分化癌：在子宫内膜癌发生率中占9%，具有高度侵袭性，致死率极高。去分化癌侵袭性强，预后差。

此外，还有混合细胞癌，癌肉瘤等病理类型，这些癌症的预后较差。

根据发病机制和生物学行为特点，临床上可将子宫内膜癌分为Ⅰ型和Ⅱ型，Ⅰ型为激素依赖型，病理类型以子宫内膜样癌为主，预后较好；Ⅱ型为非激素依赖型，主要包括浆液性癌、透明细胞癌、癌肉瘤等，预后较差。大部分子宫内膜癌属于Ⅰ型。由于子宫内膜癌Ⅰ和Ⅱ型定义标准相对模糊，重现性不好，对患者复发风险分层不够精确，无法有效地指导临床实践。因此，研究者提出新的分子分型策略——TCGA分型（由癌症基因组图谱项目提出）。

2013年，癌症基因组图谱多组学研究全面揭示了子宫内膜癌的分子遗传图谱，提出新的分子分型策略，依据多组学特征和预后的关联性分为4个亚型：突变型（POLE）、

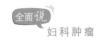

高突变型（高度微卫星不稳定型MSI）、高拷贝型（copy-number high）和低拷贝型（copy-number low），用于患者预后和复发风险评估。癌症基因组图谱项目研究通过高通量测序进行分型，临床实现难度大，后被简化为ProMisE分型，包括突变型、高突变型、低拷贝数型（TP53正常/野生型）和高拷贝数型（TP53异常/突变型）4种分型。与TCGA分型一致性非常高，更贴合临床实践，简单易操作，这种分子分型遂逐步进入临床实践中。其中突变型预后最好，高突变型和低拷贝数型（TP53正常/野生型）预后中等，高拷贝数型（TP53异常/突变型）预后最差。我国推荐对所有确诊的子宫内膜癌患者进行分子分型，包括MMR/MSI状态、p53状态检测和POLE基因突变检测，尤其是MMR/MSI状态检测。

对中高危患者进行精准的风险分层，分子分型开始用于指导临床辅助治疗的选择。患者风险分层分子分型的发现和应用在很大程度上弥补了组织形态学分类的不足，整合了分子分型的风险分层，使现有的预后评估系统更加细化。分子分型对于辅助治疗具有指导作用，在高级别和（或）高危子宫内膜癌患者中对5年无复发生存率和5年总生存率的影响更为显著。

◎ 子宫内膜癌的分期

子宫内膜癌的分期主要依据FIGO的分期系统。Ⅰ期：肿瘤局限于子宫主体，未播散到下段；Ⅱ期：肿瘤播散到宫颈；Ⅲ期：肿瘤扩散到附近的组织、阴道或淋巴结；Ⅳ期：肿瘤扩散到膀胱、肠道或远处的器官。子宫内膜癌的准确分期在很大程度上依赖于全面的病理评估，识别隐秘的微小转移不仅影响分期，而且提供关键的预后信息，指导后续治疗策略。

◎ 子宫内膜癌的基因检测

子宫内膜癌的基因检测对于精准治疗、遗传性疾病的诊断、分子分型和预后评估、早期筛查和预防，以及提高治疗效果和生活质量等方面都具有重要的意义，因此，推荐子宫内膜癌患者进行以下几个方面的基因检测。

（1）分子分型：子宫内膜癌的分子分型能够筛选出可接收保守治疗及从靶向治疗中受益的患者，并辅助临床医生预测患者预后及调整治疗策略。根据女性生殖器官肿瘤分类，子宫内膜癌分为POLE基因超突变型（POLE mut）、错配修复缺陷型（MMRd）、p53异常型（p53 abn）和无特

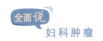

异分子谱型（NSMP）四种类型。

（2）林奇综合征相关检测：对于具有遗传性危险因素的子宫内膜癌患者，如林奇综合征，推荐进行遗传咨询及MMR基因胚系突变检测以确诊林奇综合征。林奇综合征的筛查包括采用免疫组织化学检测肿瘤组织MMR蛋白或MSI。

（3）POLE基因突变检测：POLE基因突变是一种常见的突变类型，与子宫内膜癌的临床特点相关，有助于有效评估患者的预后，合理指导患者进行分层管理和个体化治疗。

（4）HRR（homologous recombination repair，同源重组修复）基因检测：HRR基因突变与肿瘤的预后相关，也与PARP（多腺苷二磷酸核糖聚合酶）抑制剂疗效相关。这可能有助于筛选铂类药物和PARP抑制剂的获益人群。

◎ 子宫内膜癌的多学科诊断模式

子宫内膜癌的多学科诊断模式是指在诊断子宫内膜癌时，采用多学科协作的方式，影像学检查可以帮助医生观察肿瘤的大小、位置以及是否有转移迹象。病理学检查是确诊子宫内膜癌的关键步骤，通过对切除或活检后的组织样本进行显微镜下观察，可以确定肿瘤的类型和分期。分子遗传学检测，如erb-B2基因扩增检测，可以帮助识别特定的分子特征，指导治疗方案的选择。

　　子宫内膜癌的多学科诊断模式强调了临床、影像学、病理学、分子遗传学等多个学科的协作，旨在为患者提供更加全面、准确的诊疗服务。通过这种模式，可以有效提高子宫内膜癌的诊断准确率和治愈率，提高患者的生活质量。

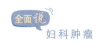

第四章　科学规范治疗子宫内膜癌，治疗水平日新月异

◎ 手术治疗微创化

子宫内膜癌治疗以手术为主，放疗和化疗是常用的辅助治疗方式。手术包括开腹、经阴道、腹腔镜或机器人手术系统等方式。无论采取何种手术方式，医生会坚持无瘤原则，将子宫切除后应完整取出。肿瘤局限于子宫者（临床Ⅰ/Ⅱ期）应行全面分期手术。基本术式为全子宫切除术+双附件切除术±盆腔和腹主动脉旁淋巴结切除术，术中取腹腔冲洗液送细胞学检查。可选择前哨淋巴结活检结合病理学超分期替代淋巴结系统切除。对诊刮病理学检查结果为子宫内膜浆液性癌、癌肉瘤及未分化癌的患者，应切除大网膜或进行大网膜活检。对先前接受了不完全分期手术的中高危或高危患者，应考虑进行再分期手术。

为了制订一个既适合病情又适合患者本人的治疗计

划，医生会综合考虑很多因素。比如，通过病理检查来确定子宫内膜癌的具体类型，以及评估患者的年龄、身体状况、是否还有生育需求、是否适合进行手术、是否有其他疾病，等等。大多数子宫内膜癌患者都需要接受全面分期手术，包括子宫切除术、双侧附件切除术及可能的盆腔淋巴结清扫等。手术不仅仅是治疗，也是判断病情发展阶段的重要手段。但如果患者身体状况不允许手术或者癌症已经到了晚期，可能就需要考虑手术辅以放疗、化疗和激素等综合治疗。这些方法联合起来，可以更好地对抗癌症。

随着医学技术的不断进步，传统的开腹手术逐渐向微创手术转变，这种转变为患者带来了更少的创伤、更快的身体恢复和更低的并发症风险。当前，子宫内膜癌的微创手术主要包括腹腔镜手术和机器人辅助手术。腹腔镜手术是通过在患者腹部制造几个小孔，插入腹腔镜和其他手术器械来完成手术。而机器人辅助手术则是通过先进的机器人平台提供更高的操作精度和更好的视野，进一步提升了手术的安全性和有效性。对于早期子宫内膜癌患者，微创手术已成为首选的治疗方式。

尽管微创手术具有许多优势，但并不是所有的子宫内膜癌患者都适合进行这种手术。手术方法的选择需要综合患者的病情（病理类型、分期）、年龄、生活质量要求及手

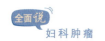

术风险等因素。在选择微创手术之前，患者应当与医生充分讨论其潜在的利益和风险。

由于子宫内膜癌微创手术的复杂性，选择经验丰富的外科医生和具有先进设备的医院是非常重要的。患者术后的护理和跟踪也是确保治疗效果的关键部分。患者应该遵循医生的指导，定期进行复查，并注意日常生活中的健康管理。

◎ **放疗精准化**

放疗也是子宫内膜癌治疗的重要组成部分，对于不能手术的子宫内膜癌患者，可以进行根治性放疗，包括体外放疗联合近距离放疗。另外放疗在手术后的辅助治疗中也发挥着关键作用。

传统的放疗是通过高能量辐射来杀死肿瘤细胞，但这种方法可能会影响周围的正常组织和器官，造成一些不必要的副作用。为了提高治疗的精准度，减少对正常组织的损伤，放疗精准化技术应运而生，其中包括三维适形放疗（3D-CRT）、调强放疗（IMRT）、体部立体定向放疗（SBRT）等先进技术。

三维适形放疗通过对肿瘤体积的精确测量，可以根据肿瘤的形状和位置调整放射线的角度和剂量，从而更加精确地定位到肿瘤，保护周围的正常组织。

调强放疗则是在三维适形放疗的基础上，通过调整放射线束的强度分布，实现对肿瘤的高剂量照射，同时尽可能减少对周围正常组织的影响。

体部立体定向放疗是一种高精度的放疗技术，它能够在单次或少次治疗中给予肿瘤高剂量的放射线，而对周围正常组织的损伤极小。这种技术适用于体积较小、位置固定的肿瘤，对于早期或局部复发的子宫内膜癌患者，该放疗技术提供了一种非常有效的治疗方案。

在进行放射治疗前，患者通常需要接受详细的评估，包括肿瘤的大小、位置、分期及患者的整体健康状况。因此，放射治疗精准化还依赖于先进的影像技术，如正电PET、CT、MRI等，这些技术可以提供更为清晰的肿瘤和周围组织的图像，帮助医生制订更精确的治疗计划。

◎ 化疗规范化

化疗是通过使用细胞毒性药物来杀死或阻止癌细胞生长和分裂。子宫内膜癌的化疗通常是通过静脉给药，有时也可以口服给药。化疗药物有很多种，规范化的化疗是指

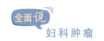
依照临床指南，医生会根据患者的病理类型、病理分期、患者健康状况及以往的治疗史来选择合适的药物或药物组合。从而最大限度地提高疗效，同时减少不良反应和提高患者的生活质量。在化疗过程中，患者需要接受定期的检查和评估，以监测疗效和调整治疗方案。

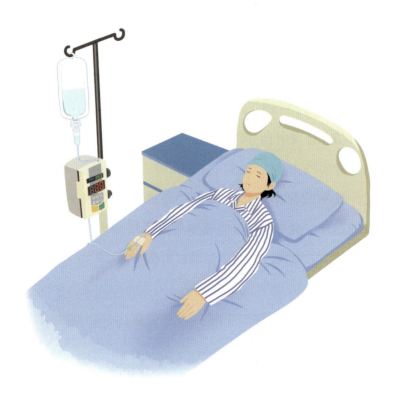

系统性化疗主要应用于晚期（FIGO分期Ⅲ~Ⅳ期）或复发患者及特殊病理类型患者。卡铂联合紫杉醇是治疗晚期、转移性或复发性子宫内膜癌的首选化疗方案。其他常用方案或药物包括：多西他赛联合卡铂、多柔比星联合顺铂、卡铂联合紫杉醇方案加贝伐珠单抗、脂质体多柔比星、白蛋白结合型紫杉醇、拓扑替康等。对病理学类型为癌肉瘤的患者，紫杉醇联合卡铂（TC方案）也是首选的化疗方案，选择化疗方案包括紫杉醇联合异环磷酰胺或顺铂联合异环磷酰胺。对于一线含铂药物治疗失败后的患者，目前还没有高级别的证据确定有效的二线标准治疗方案。因此，对于这些患者应强烈鼓励其参加临床试验。

对复发患者，通常以系统治疗为主，需要综合考虑复发的部位、病灶数量、既往是否接受过放疗、相关分子指标等情况，由多学科诊疗会诊讨论制订治疗方案。常用的治疗方法包括放疗、手术治疗、化疗、分子靶向药物和激素治疗等（见表2-4-1）。

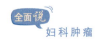

表 2-4-1 子宫内膜癌化疗常用方案

治疗类型	分期	常用方案
术后辅助化疗或姑息化疗	Ⅰ~Ⅱ期高危患者Ⅲ~Ⅳ期或复发、转移患者	多药联合方案: 卡铂+紫杉醇(首选,对于癌肉瘤为1类证据) 卡铂/紫杉醇/曲妥珠单抗(人表皮生长因子受体2阳性浆液性腺癌) 多西他赛+卡铂(对于紫杉醇禁忌者) 卡铂/紫杉醇/贝伐珠单抗 顺铂+多柔比星±紫杉醇(三药联合因为毒性较大未被广泛使用) 异环磷酰胺+紫杉醇(用于癌肉瘤1类证据) 顺铂/异环磷酰胺(用于癌肉瘤) 如患者无法耐受联合化疗,则采用单药方案: 顺铂、卡铂、多柔比星(或多柔比星脂质体)、紫杉醇(或白蛋白结合型紫杉醇)、托泊替康、贝伐珠单抗、多西他赛、异环磷酰胺(应用于癌肉瘤)

规范化化疗还需要关注患者化疗过程中的副作用管理。这些副作用可能包括恶心、呕吐、脱发、疲劳、白细胞减少等。为了减轻这些不良反应,医生可能会预先给予抗呕吐药物、生长因子支持或适时调整化疗剂量。患者的营养状况、心理状态和社会支持也是规范化化疗过程中需要考虑的重要因素。

最后,患者教育是规范化化疗过程中不可或缺的一环。医生和护士需向患者及家属详细解释化疗的预期效果、可能出现的副作用及如何应对这些副作用。患者应被鼓励在化疗期间积极与医疗团队沟通，遇到问题及时求助，以确保化疗的顺利进行和最佳的治疗效果。

◎ 子宫内膜癌的激素治疗

激素治疗推荐用药包括大剂量高效孕激素、他莫昔芬（两者可交替使用）、芳香化酶抑制剂、氟维司群等。激素治疗仅用于分化较好的子宫内膜样腺癌，用于需保留生育功能的年轻早期子宫内膜癌患者及晚期、复发性或无法手术的患者。激素治疗以高效药物、大剂量、长疗程为佳。激素治疗对肿瘤分化良好、孕激素受体阳性者疗效较好，对远处复发者效果疗效优于盆腔复发者。

治疗时间尚无统一标准，但至少应用6个月以上。总有效率25%～30%。最常用的孕激素包括①醋酸甲羟孕酮，每日500～1000mg口服；②醋酸甲地孕酮，每日160mg口服，需根据患者病理类型、分期及治疗目标调整剂量。不推荐早期患者术后常规应用激素治疗。对于标准的孕激素治疗失败的患者，他莫昔芬的缓解率约20%。他莫昔芬也可与孕激素交替使用。对于激素治疗后疾病进展的患者，可选择系统性化疗（见表2-4-2）。

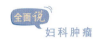

表 2-4-2　子宫内膜癌激素治疗常用方案

治疗类型	分期	常用方案
激素治疗（主要用于G1~G2子宫内膜样癌）	Ⅰ~Ⅱ期高危患者Ⅲ~Ⅳ期或复发、转移患者	多药联合方案： 卡铂+紫杉醇（首选，对于癌肉瘤为1类证据） 卡铂/紫杉醇/曲妥珠单抗（人表皮生长因子受体2阳性浆液性腺癌） 多西他赛+卡铂（对于紫杉醇禁忌者），卡铂/紫杉醇/贝伐珠单抗 顺铂+多柔比星±紫杉醇（三药联合因为毒性较大未被广泛使用） 异环磷酰胺+紫杉醇（用于癌肉瘤1类证据） 顺铂/异环磷酰胺（用于癌肉瘤） 如患者无法耐受联合化疗，则采用单药方案： 顺铂、卡铂、多柔比星（或多柔比星脂质体）、紫杉醇（或白蛋白结合型紫杉醇）、托泊替康、贝伐珠单抗、多西他赛、异环磷酰胺（应用于癌肉瘤）

◎ 免疫治疗在子宫内膜癌的应用

　　免疫检查点抑制剂作为新型治疗制剂，通过解除癌细胞对免疫系统的"隐身术"，使得免疫细胞能够识别并攻击癌细胞。但在子宫内膜癌中，分子分型对于选择合适的免疫治疗方案至关重要。例如，高度微卫星不稳定型或错配修复缺陷亚型的患者在免疫治疗中可能获益更多。此外，POLE突变型的子宫内膜癌也为免疫治疗提供了正向预测因子。在分子标记物指导下，多个免疫检查点抑制剂在晚期或复发性子宫内膜癌二线治疗中显示了抗肿瘤活性。比如，国内指南推荐帕博利珠单抗用于治疗不可切除或转移性的、高度微卫星不稳定型或错配修复缺陷的内膜癌二线治疗，指南还推荐仑伐替尼+帕博利珠单抗联合治疗方案用于治疗既往接受系统治疗后病情进展、不适合根治性手术或放疗、非高度微卫星不稳定型/错配修复缺陷的晚期子宫内膜癌患者。随着研究的深入，免疫治疗联合PARP抑制剂和化疗初始治疗新诊断晚期或复发性子宫内膜癌Ⅲ期研究也取得重大进展，有望为子宫内膜癌患者带来新的治疗选择和治疗希望。

此外，对于Ⅲ/Ⅳ期和复发的子宫内膜浆液性癌，并且人表皮生长因子受体-2表达阳性的患者，可在卡铂联合紫杉醇方案的基础上加入曲妥珠单抗，以及对于NTRK基因融合阳性的患者，可选择拉罗替尼或恩曲替尼。

◎ 临床研究

讲到某些药物的临床治疗效果和安全性时，我们往往会提到临床研究，临床研究是什么？怎么做呢？作为患者，了解临床研究的真实面貌、疾病的科学知识和最新的

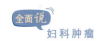

研究进展，不仅可以帮助自身做出更明智的健康决策，还能增强与医疗专业人员的沟通。

1 临床研究的角色与意义

临床研究是一种旨在评估新的医疗干预措施（如药物、诊疗方法、医疗设备等）的有效性和安全性的科学研究。它是确保患者获得最优治疗方案的基石，无数的临床研究铸就了今天医学的辉煌。

2 临床研究的分类

根据研究的目的和设计，临床研究大致可分为观察性研究和干预性研究。观察性研究关注的是疾病的自然进展和患者的治疗反应，而干预性研究则涉及新的治疗方法的测试。

3 参与临床研究的益处

作为参与者，患者有机会接受最前沿的治疗方法，在某些情况下，这些方法可能比标准治疗更有效。此外，临床研究通常提供更为周到的医疗监护，并有助于推动医学知识的发展。

④　临床研究的过程

临床研究通常经历以下几个阶段：前期准备、患者招募、干预措施的执行、数据收集与分析，以及结果总结发布。在每一个阶段，研究者都会严格遵循医学伦理准则，确保患者的权益得到尊重。

⑤　患者的权利与义务

参与临床研究时，患者有权随时获知研究信息、自主选择是否参与，并可在任何时间点退出研究。同时，患者应诚实提供健康信息，并遵从研究协议，以保证研究的准确性和可靠性。

⑥　如何参与临床研究

患者可通过医疗专业人员获得临床研究的信息，或通过注册临床试验数据库查询正在进行的研究。在决定参与前，患者应详细了解研究的目的、程序、潜在风险与收益。

临床研究不仅是科学进步的动力，也为患者带来了新的希望。作为患者，理解并参与临床研究，是对自身健康负责，也是对医学发展作出贡献。我们鼓励每一位患者在专业医疗人员的指导下，积极了解和考虑参与临床研究，

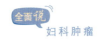

共同推动人类的健康事业向前迈进。

◎ 多学科诊疗

　　子宫内膜癌作为妇科常见恶性肿瘤之一，患者的治疗过程复杂，往往牵涉多个专业领域，需要多学科诊疗。多学科诊疗指在患者整个治疗过程中，由来自不同专业领域的医疗专家组成的团队进行合作，通常包括妇科肿瘤专家、放疗科医师、病理医师、放射科医师、肿瘤内科医师和护理专家等，共同参与病例讨论，制订个体化的治疗方案。一般医院的多学科诊疗流程如下。

❶ 病例评估
　　患者在被确诊后，相关资料将被呈交至多学科诊疗团队。

❷ 多学科诊疗会议
　　专家团队定期举行会议，讨论病例，共同制订治疗方案。

③　治疗计划

根据多学科诊疗讨论结果，向患者介绍治疗方案，解答疑问，并取得患者同意。

④　实施治疗

按照多学科诊疗制订的计划执行治疗，过程中密切监控患者反应和病情变化。

⑤　定期评估

在治疗过程中及治疗后，多学科诊疗会定期评估患者的恢复情况和治疗效果。

⑥　长期随访

完成治疗后，患者将进入定期随访阶段，多学科诊疗团队会继续监控病情并提供后续指导。

多学科诊疗可以为患者提供科学、个性化且高效的诊疗方案。作为患者，理解并参与多学科诊疗流程，将有助于更好地把握治疗进程，迈向康复之路。

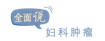

◎ 中医助力康复

中医的治疗理念是从整体观念出发，实施辨证论治。对于子宫内膜癌患者来说，中医的治疗可以帮助其手术后恢复身体功能，减轻放疗和化疗带来的副作用，提高治疗效果，增强身体的免疫力，降低并发症的风险，改善癌症的症状和生活质量，防止肿瘤复发转移，延长生存期。同时，中医治疗还可以和现代西医配合，完善治疗方案。

在中医的理论中，子宫内膜癌的起因是体内的痰浊、湿热、瘀毒在子宫内积聚，阻塞了经脉，损伤了冲任，经过长时间的累积，消耗了气血，损伤了脏腑。因此，中医的治疗方法主要是调理冲任，清热利湿解毒，祛痰化瘀。对于病情较重的患者，中医会采用滋阴养肾，固冲止血的方法。

近年来常用的现代中药制剂，包括西黄丸、平消胶囊、大黄牡蛎丸、复方斑蝥胶囊、复方苦参注射液等，已被用于子宫内膜癌的治疗，作为辅助手段探索性应用。但是，这些药物的疗效还需要更多的临床研究来证实。

◎ 内膜癌患者的生育问题

❶ 确诊了子宫内膜癌，还能不能有做母亲的机会呢？

答案是能！对于早期的子宫内膜癌患者，如满足一定的条件，是可以选择保留生育功能的治疗方案的，经过积极的药物治疗达到子宫内膜病理逆转效果后，仍然有正常怀孕分娩的机会，只要遵从医生的指导，规范治疗定期随访，还是有非常大的概率仍然可以做母亲。

❷ 子宫内膜癌患者需要满足什么样的条件才可以保留生育功能呢？

（1）分段诊刮标本一定要拿到可靠的大医院病理科会诊，经病理专家核实为子宫内膜样腺癌，G1级。

（2）完善MRI检查（首选）或经阴道超声检查，发现病灶局限于子宫内膜。

（3）影像学检查未发现可疑的转移病灶。

（4）无药物治疗或妊娠禁忌。

（5）经充分解释，了解保留生育功能并非子宫内膜癌的标准治疗方式并在治疗前咨询生殖专家。

（6）对合适的患者进行遗传咨询或基因检测。

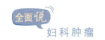

（7）可选择甲地孕酮、醋酸甲羟孕酮和左炔诺孕酮宫内缓释系统治疗。

如以上条件都满足，患者完全可以选择药物治疗，保留子宫和卵巢，在病情得到缓解后尽早受孕，达成为人母的心愿，但如果不满足以上条件或有药物治疗的禁忌证，那就只能选择手术治疗了。

❸ 子宫内膜癌患者如选择保留生育功能，在治疗期间应该如何随访呢？

建议治疗期间每3～6个月分段诊刮或取子宫内膜活检，若子宫内膜癌持续存在6～12个月，则行分期手术；若6个月后病变完全缓解，鼓励患者受孕，孕前持续每3～6个月评价一次内膜病理；若暂无生育计划，给予孕激素维持治疗及定期监测。

❹ 子宫内膜癌患者在生完宝宝后应该怎么办呢？

对于子宫内膜癌患者药物治疗只是暂时缓解了内膜病变的情况，但是在长期观察中发现，很大一部分人会出现复发的症状，所以一旦完成了生育，或是在定期的内膜病理随访监测中发现疾病进展，还是建议积极行手术治疗，切除全子宫+双附件，行手术病理分期，避免疾病复发或进展，保障患者生命安全。

　　总之，对于确诊子宫内膜癌的年轻患者，如有强烈的生育要求，应仔细全面的评估患者病情，若满足保留生育功能的各项条件，应个体化、规范化的选择保守治疗方式，并在药物治疗过程中做到定期随访、定期评价，若子宫内膜可完全逆转，建议积极助孕，尽快完成生育再行手术治疗。

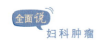

第五章　子宫内膜癌的全生命周期管理

◎ 什么是康复

子宫内膜癌不仅对女性身体造成伤害，还对患者的心理和社会生活产生深远影响。患者在经历了诊断、治疗的风雨之后，康复阶段成了全生命周期管理中至关重要的一环。康复是一个渐进的过程，它需要时间、耐心及坚定的意志。在这条路上，有专业团队的支持，有家人、朋友的陪伴，还有无数相似经历的患友同行，有助于帮助患者勇敢地迈出康复的每一步。

◎ 饮食营养

在子宫内膜癌的治疗过程中，除了医学治疗，合理的饮食调养同样扮演着至关重要的角色，尤其在术后恢复和化疗期间，良好的饮食习惯不仅能为身体提供必要的营养素，促进伤口愈合和体力恢复，还能提高患者的生活质量，增强抗病能力。

① 饮食原则

1）平衡营养

确保膳食中包含足够的蛋白质、健康脂肪、复合碳水化合物以及必需的维生素和矿物质。这有助于维持身体基本功能，加快康复进程。

2）适量膳食纤维

纤维素可以促进肠道蠕动，预防便秘，同时有助于控制体重，这对子宫内膜癌患者尤为重要。

3）保持水分

充足的水分摄入有助于维持体液平衡，促进代谢废物的排出。

4）限制摄入

减少过多的糖分、高脂肪、高盐分的食物和精制碳水化合物的摄入。

② 推荐食物

1）蛋白质源

优质蛋白质，如鱼类、瘦肉、豆制品和蛋类，是修复

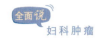

组织和细胞的重要营养源。

2）全谷物

燕麦、糙米和全麦制品等，含有丰富的B族维生素和纤维素，有益健康。

3）蔬果丰富

多样化摄入新鲜蔬菜和水果，以获取抗氧化剂和维生素，加强身体抗病能力。

4）健康脂肪

深海鱼、坚果和橄榄油等含有 ω–3多不饱和脂肪酸等，对心血管健康有益。

同时，在饮食方式上，建议采用少食多餐的方式，避免一次性摄入过多，减轻消化系统负担。推荐蒸、煮、炖或烤等低脂烹饪方式，减少油炸和高温烹调。结合医生建议的适度运动，可以提高新陈代谢，促进食物营养的吸收和利用。

◎ **运动处方**

适宜的体育活动不仅能够促进身体机能的恢复，还能够有效缓解治疗带来的副作用，提振精神状态。有研究表明，适度的运动能够提高子宫内膜癌患者的生存率，并减少复发的可能性。但是，如何制订合适的运动计划？

① 运动前的评估

在开始任何运动计划之前，患者应与医疗团队讨论自己的身体状况。关键考量因素包括：手术后恢复情况、放疗或化疗的影响以及任何潜在的并发症。这一步骤确保运动计划的安全性和有效性。

② 制订个性化运动计划

运动计划应基于患者的个人情况量身定制。一般而言，有氧运动、力量训练、柔韧性和平衡性练习在内的综合运动模式较为理想。开始时，应以低强度、短时长为宜，循序渐进地增加强度和持续时间。

③ 推荐的运动种类

1）有氧运动

如散步、游泳或骑自行车，每周累积150分钟的中等强度运动有助于心肺功能的恢复。

2）力量训练

使用轻重量的哑铃或阻力带，进行全身的肌肉锻炼，每周至少两次。

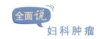

3）柔韧性练习

瑜伽或拉伸运动，帮助扩大关节的活动范围，减少身体僵硬感。

4）平衡性训练

通过太极等低冲击力的运动，增强平衡能力，预防跌倒。

运动通过改善体内激素水平、提升免疫系统功能以及控制体重，为患者创造了一个更有利的体内环境以对抗癌症。但在整个运动过程中，要记得保持补充水分，监听身体的信号，如出现任何不适，应立即停止运动。选择适合自己体力的运动，以确保持之以恒。

◎ 睡眠管理

睡眠是身体修复和恢复的关键时期，良好的睡眠可以增强免疫系统功能，帮助患者更好地应对治疗过程中的身体和心理压力。特别对于子宫内膜癌患者来说，高质量的睡眠对于缓解疲劳、降低应激反应和提高生活质量具有不可忽视的作用。

治疗过程中，子宫内膜癌患者可能会遇到多种睡眠障碍，如失眠、睡眠质量下降或睡眠周期紊乱。这些问题可能由药物副作用、身体不适或情绪波动引起。因此患者应尽量找出问题的关键之处并解决。以下睡眠管理策略有助于患者睡眠质量的提升。

① 规律作息

尽可能在固定的时间上床睡觉和起床，即使在周末也保持一致，以帮助调整我们的生物钟，并尽量限制午睡时间。

② 适量运动

子宫内膜癌患者在术后可以通过盆底肌肉训练、呼吸训练等康复运动指导来促进身体恢复，还有助于改善睡眠质量。

③ 舒适的睡眠环境

确保卧室安静、黑暗和凉爽。使用舒适的床垫和枕头，以及舒适的床单和毛毯。

④ 饮食调整

在日常饮食中，避免在睡前摄入咖啡因和酒精，同时减少摄入的食物量，尤其是油腻和辛辣的食品。

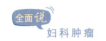

5 放松身心

可以尝试冥想、深呼吸、做瑜伽来帮助身心放松。

通过上述方法的综合运用，可以有效改善睡眠质量。若在实施上述建议后仍然面临睡眠问题，请及时寻求专业医疗支持和帮助。

◎ 心理康复

诊断后的焦虑、治疗期间的压力、术后的抑郁与恐惧是子宫内膜癌患者常见的心理反应。这些反应是正常的，患者应该认识到，自己并不孤单，许多同路人都经历过相似的情绪波动。接受并理解这些心理反应是康复的第一步。

1 开展专业心理咨询

寻求专业的心理咨询服务，与心理医生共同开展个体化的情绪调适与心理强化。

2 加入支持小组

参与子宫内膜癌患者支持小组，与其他患者交流经验，互相鼓励和支持。

③ 培养积极的生活态度

通过正念冥想、瑜伽等活动，提升生活质量，培育乐观的心态。

④ 家庭和社会支持

亲友的理解和支持是心理康复的重要资源，不要害怕寻求他们的帮助。

康复旅程是漫长的，可能会伴随着复发的忧虑和长期的体检。患者需要对这一新常态有所准备，学会与之和谐共处。制定长期监测计划，并保持与医疗团队的密切沟通，可以增强对未来的信心。

◎ 家庭康复

患者康复过程中，家庭的理解和支持不可或缺。以下是家庭康复的几个方面。

① 情感陪伴

家人的陪伴和倾听，为患者提供温暖的情感避风港。

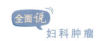
2 日常生活辅助

帮助患者处理日常事务，如家务、陪伴外出就医等，减轻其负担。

3 健康监测

家庭成员可以学习基本的健康监测技能，如观察伤口恢复情况、记录药物反应等。

4 鼓励康复锻炼

与患者一同参与康复锻炼，提供鼓励和监督，确保康复计划的执行。

临床康复治疗为患者的身体恢复奠定了基础，而家庭的支持则是康复路上不可或缺的暖流。患者与医疗团队和家庭携手同行，共同面对康复路上的挑战，才能最终达到身体和心灵的痊愈。

◎ 定期复查，重视随访

子宫内膜癌大多数复发出现在治疗后3年内。因此，在子宫内膜癌治疗完成后的2~3年内，建议患者每3~6个月进行一次随访检查，之后则可以每6~12个月检查一次。这些随访检查的内容包括以下内容。

1）询问症状

有无阴道出血、血尿、血便、食欲减退、体重减轻、疼痛、咳嗽、呼吸困难、下肢水肿或腹胀等。

2）体格检查

每次复查时应特别注意进行全身浅表淋巴结检查和妇科检查。

3）肿瘤标志物检测

CA125、HE4检测。

4）影像学检查

可选择B超（腹部、盆部）、增强CT（胸部、腹部、盆部）或MRI检查，必要时行全身PET/CT检查。

如果在初次治疗时发现CA125指标偏高，那么在随访检查时临床医师也会重新进行检查。有临床需要时，还会给患者安排影像学检查。而对于初期子宫内膜癌患者，无症状的阴道复发率只有2.6%，因此，对于术后没有症状的患者，一般不建议进行阴道细胞学检查。

针对可能出现的复发症状、生活方式的调整，包括减肥、增加运动量、戒烟等，医生还会提供营养咨询、性健康指导、阴道扩张器和阴道润滑剂的使用指南，评估其他合并疾病，如糖尿病、高血压等情况，注意治疗的远期不良反应处理等。

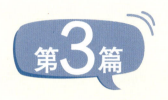

第**3**篇

卵巢癌

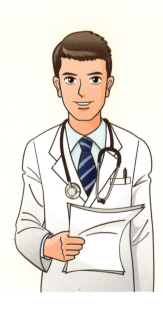

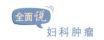

第一章　正确认识卵巢，警惕卵巢癌

◎ 卵巢的位置及功能

卵巢位于女性盆腔内，也就是常说的"小肚子"处，在子宫的两边，左右各一个，我们双手叉腰，四指朝前并稍微斜向下，手指的方向就是卵巢的大概位置。卵巢形状呈扁平的椭圆形，形似鹅卵石，大小会随着女性的年龄增长发生变化。

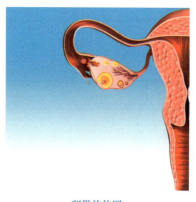

卵巢的位置

卵巢是女性生殖系统重要的性腺器官，它的主要功能包括以下两方面。

（1）孕育和释放卵细胞（卵子）：卵巢内有许多卵泡，是卵子的发源地，从女性青春期开始，卵子就在这里成熟，然后又从这里周期性排出，这个过程是受精卵产生的必备前提，可谓"生命的摇篮"。

（2）分泌激素：如果将女人比作花朵，那么滋养花朵的"养料"大部分是由卵巢产生提供的。卵巢分泌的主要激素有雌激素和孕激素，它们能调节月经周期、促进乳腺发育、维持人体多个器官系统的生理平衡等，对女性生殖系统甚至整个身体的健康都起到至关重要的作用。

◎ 与卵巢癌发病相关的因素

卵巢功能复杂，组织细胞成分也多种多样，卵巢可能发生多种组织类型的恶性肿瘤，其中最为常见的是卵巢上皮性恶性肿瘤，俗称卵巢癌。

卵巢癌是一类早期无表现，发现时常常就是进展期的恶性肿瘤。发病率相对不高，根据国家癌症中心发布的2024年全国癌症报告，卵巢癌发病率为8.84/10万。但由于发现时卵巢癌患者多为晚期，且卵巢癌进展快，尚无特效

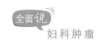

治疗方案，因此其死亡率相对较高。

卵巢癌尚无明确的病因。但在临床观察中总结出罹患卵巢癌的患者所具有的一些特征：月经初潮早或绝经晚，亲属中有乳腺癌、卵巢癌、子宫内膜癌、结肠癌、上尿路上皮癌等恶性肿瘤的家族史，无生育史，子宫内膜异位症病史，石棉暴露史，盆腔放疗史。另外，还有一些因素被认为或许与卵巢癌发病相关：绝经期激素治疗、肥胖、多囊卵巢综合征、滑石粉接触史、吸烟、盆腔炎病史、涂料、焊接及其他化学过程的职业暴露史。

目前有一些临床研究表明，规律服用口服避孕药可以降低卵巢癌的发病率。另外接受了双附件切除、输卵管结扎、子宫切除术，经历了生育、母乳喂养的女性，卵巢癌的发病率可降低。

饮食荤素搭配合理、营养丰富，拒绝暴饮暴食鼓励超重和肥胖人群减重，提倡建立良好的低脂饮食习惯、加强锻炼，通过健康的减肥方法，控制体重，可以降低很多疾病的发生风险，包括卵巢癌。此外，健康的生活习惯，包括经常锻炼身体、作息规律、保持良好的心态等都有助于改善身体素质、提高机体免疫力，从而降低癌症的发生风险。

◎ 激素替代治疗的利与弊

更年期又称为女性的"多事之秋"，而大部分卵巢癌发生于绝经之后。有人指出，如果在更年期补充雌激素会不会起到预防卵巢癌的作用呢？激素替代治疗可以减轻更年期症状，如潮热、烦躁、失眠等，对减少骨质疏松具有一定的作用，但是没有预防卵巢癌的作用。相反，如果在绝经后长期口服单一雌激素，可能会增加乳腺癌和子宫内膜癌的发病风险。

患者和医生在决定是否进行激素替代治疗时，需要权衡这些利弊，做出合理的决策。

◎ 遗传性与家族史

"卵巢癌是否会遗传？"相信不少卵巢癌患者及患者家属都担心过这个问题。不幸的是，卵巢癌具有遗传性，5% ~ 10%的卵巢癌与遗传因素有关。具体来讲遗传因素是指在有血缘关系的直系三代亲属包括父母、子女、姊妹、祖父母、叔侄姨甥、堂表兄弟姐妹，这些亲属中有患乳腺癌、卵巢癌、胰腺癌、前列腺癌的都应警惕。这里要明确一点，遗传性指的是卵巢癌具有遗传易感性，并不意味着

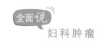

疾病肯定会遗传下一代。但部分卵巢癌作为遗传相关性恶性肿瘤，需要引起一定重视。以下几类高危人群卵巢癌的发病率高于普通人群：

（1）遗传性乳腺癌-卵巢癌综合征（即BRCA1/2胚系致病变异或疑似致病变异）患者。

（2）携带RAD51C、RAD51D或BRIP1胚系致病变异或疑似致病变异者。

（3）林奇综合征（遗传性非息肉病性结直肠癌综合征）患者。

（4）一级亲属确诊上述遗传性肿瘤综合征或携带上述致病或疑似致病基因，而未做或拒绝检测者。

（5）具有卵巢癌、乳腺癌、前列腺癌、胰腺癌家族史或子宫内膜癌、结直肠癌及其他林奇综合征相关肿瘤家族史，经遗传咨询、风险评估建议接受基因检测而未做或拒绝检测者。

（6）目前的基因检测及数据解读仍具有局限性，因此具有显著的卵巢癌及相关肿瘤家族史（家族中有多人发病），虽然经过遗传基因检测，家族患病者中未检测出已知致病或疑似致病者也是高危人群。

以上高危人群中，BRCA1/2基因突变与卵巢癌发病联系密切，它就像一颗"定时炸弹"，普通女性一生中患卵巢癌的风险极小（1%左右），而BRCA1基因突变携带者至70岁的卵巢癌累积风险为48.3%（95%CI 38%~57.9%），BRCA2基因突变携带者至70岁的卵巢癌累积风险为20.0%（95%CI 13.3%~29.0%）。该基因突变导致的卵巢癌、乳腺癌等被称为遗传性乳腺癌卵巢癌综合征。如果父母中有一个人是BRCA1/2基因胚系突变携带者，则子女有50%的概率遗传该致病基因。高危人群可以通过BRCA1/2基因突变检测来评价卵巢癌、乳腺癌的发病风险。如果基因检测提示为胚系致病突变携带者，则是卵巢癌的高危个体，有必要在适当的年龄采取一定的措施进行预防，如预防性双侧卵巢输卵管切除的方法，可显著降低卵巢癌的发病风险。另外，据国外研究报道，口服短效避孕药也会在一定程度上降低卵巢癌的发生风险。

◎ 重视体检

卵巢癌又被称为"沉默的杀手"，因为发病位置位于身体深处，早期症状较为隐匿，很多患者在确诊时已经是晚期，因此存在卵巢癌高危因素的人群应重视定期妇科体检。除了上述提到的具有家族史的人群，卵巢癌的高危因素还包括：月经初潮早、绝经晚、未生育子女、第一次生

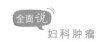

孩子时间晚、高脂肪摄入、吸烟、曾患子宫内膜异位症、慢性盆腔局部炎症等。

定期的体检可以尽早发现病变，从而提高生存率。另外，目前卵巢癌的筛查手段相对有限，缺乏良好的早期筛查手段，医生可以通过体检时患者肿瘤标志物的水平、影像学检查的结果来帮助定性判断。对于治疗结束后的卵巢癌患者，规律复诊在监测复发方面的作用也不可忽视。因此，定期进行体检成了预防、早期发现以及控制卵巢癌的重要措施。

第二章 卵巢癌的筛查

◎ 什么是卵巢癌筛查

卵巢癌筛查是指通过一系列检查措施，旨在早期发现卵巢癌。前面提到，定期体检对卵巢癌患者的重要性，而体检的主要目的，其实就是对卵巢癌进行筛查。筛查并不能直接治疗卵巢癌，但可以提供患者许多必要的帮助。首先，卵巢癌筛查可以帮助患者早期发现和诊断卵巢癌，显著改善预后（治疗效果）、提高生存率，确诊书上的"早期"和"晚期"并不只是一字之差，早期卵巢癌的5年存活率可达75%以上，也就是100人中至少有75人可以活到5年，而晚期卵巢癌患者只有20人不到。其次，通过筛查，可以帮助女性了解自己的健康状况，增加对卵巢癌的认识，从而采取更积极的预防和治疗措施。因此，建议女性根据自身情况，定期接受妇科体检，并选择合适的筛查方法。

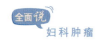

◎ 如何进行卵巢癌筛查

卵巢癌患者应积极参与筛查，与医生密切合作，确保筛查能够有效地进行。在做各种检查之前，患者应告知医生自己身体有无异常表现，为医生提供诊断线索，并向医生提供自己的家族史，包括是否有卵巢癌或其他癌症病史，这有助于医生评估患者是否属于高危人群。卵巢癌的主要筛查方法如下。

1 影像学检查

包括超声检查（经阴道或经腹超声）、CT、MRI等。这些检查可以明确肿瘤的形态、侵犯范围等，也就是确定肿瘤的样子和大小，有助于定性诊断。

2 肿瘤标志物检测

如血清CA125、HE4浓度测定，这是应用在卵巢癌早期筛查中最为广泛的生化方法。这些标志物的升高提示存在卵巢癌的风险，但并非绝对确诊依据。

3 基因检测

对于家族中有卵巢癌病史或其他癌症病史的女性，以及长期接触有害化学物质或放射线的女性，携带"BRCA"基因或林奇综合征的遗传疾病，属于卵巢癌的高危人群，应该定期进行筛查。

另外，还有一些细胞学或分子生物学方面的检查。以上检查方法一般联合应用以综合判定卵巢癌。

患者在进行卵巢癌筛查时，应充分了解筛查的目的、方法和频率，积极配合医生的检查计划，并在必要时调整自己的生活习惯，以降低患病风险。

◎ 卵巢癌的早期症状

早期卵巢癌的症状并不明显，仅仅通过症状很难确诊卵巢癌。但有一些非特异性的身体变化，如腹胀、腹痛、腰痛、月经失调、性激素紊乱、不明原因消瘦都可能与卵巢癌有关，需要引起患者注意。同时，也要注意这些症状可能与其他疾病有关。因此，患者应该及时和医生沟通，做好相应的卵巢癌筛查工作。

◎ CA125及HE4在卵巢癌筛查中的应用

科学家和医生一直致力于寻找一个可以筛查卵巢癌的

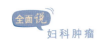

有效方法，CA125及HE4筛查无疑是最有潜力的一组筛查手段。但是，研究结果却让我们对CA125和HE4是否可以用于卵巢癌筛查产生了疑问。

2011年，美国开展了一项名为PLCO（Prostate，Lung，Colorectal，and Ovarian Cancer Screening Trial，前列腺、肺、结直肠和卵巢肿瘤筛查试验）的大规模试验，旨在探究通过血液检测CA125和经阴道超声的方式，对普通人群进行卵巢癌筛查是否能降低死亡率。然而，试验结果出人意料，这种筛查方式并未能有效降低卵巢癌的死亡率。不仅如此，更糟糕的是这种筛查方式还可能给患者带来沉重的心理压力，甚至导致过度医疗和并发症。

再来看2016年的英国卵巢癌筛查合作试验（它持续了20年，纳入了20多万名女性）指出：年度多模式筛查（包括血液检测CA125和经阴道超声）可以提前发现卵巢癌，但是并没有降低卵巢癌的整体死亡率。

这些研究结果让我们不得不重新思考：对普通人群进行卵巢癌筛查是否能降低死亡率？2021年版《居民常见恶性肿瘤筛查和预防推荐》中提到，不推荐对无症状、非高危女性进行卵巢癌筛查。推荐对尚未接受预防性输卵管–卵巢切除手术的高危女性进行定期筛查，以便尽早发现卵巢癌，但目前还没有证据表明卵巢癌筛查会给高危女性人群带来临床获益。因此，需要根据临床医生的判断，高危女性于30～35岁，可以考虑接受定期的卵巢癌筛查；筛查项目包括血清CA125检查及经阴道超声检查（已婚女性）；筛查间隔为每3个月1次到每年1次。值得注意的是，已经出现腹胀、腹痛、阴道不规则出血等症状的女性，不在筛查探讨的范畴内，应该尽早就医。

除了CA125，其他一些肿瘤标志物也被尝试作为卵巢癌的筛查指标，通常与CA125联合，如HE4、CA153、CA724、CEA（癌胚抗原）等。但是在CA125基础之上增加标志物后，肿瘤检测的敏感度并没有额外增加，CA125仍是目前卵巢癌相对较好的肿瘤标志物。

◎ 彩超在卵巢癌筛查中的应用

经阴道超声检查技术增强了发现卵巢异常的能力，能检测盆腔肿块部位、大小、形态和性质，可以更加精确地测量卵巢体积，不需要膀胱充盈，无创伤性。但在鉴别良性或恶性肿瘤方面仍有一定的困难，应用彩色多普勒血流显像可以进一步区分卵巢肿瘤的良、恶性，特异性可以达到99.1%。但是这种方法同时降低筛查的敏感性，导致阳性预测值低于10%，所以经阴道彩超不适合单独用于卵巢癌的筛查。

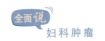

◎ 卵巢包块的诊疗策略

卵巢包块是由多种原因引起囊肿、肿瘤等，大部分是良性的，而少数可能是恶性的，如卵巢癌。因此，对于疑似卵巢癌的包块，应及时检查和治疗。

当发现卵巢包块时，第一步是进行诊断，主要依赖于临床和实验室检查，超声检查是主要的辅助诊断方法。此外，肿瘤标志物的检查也是重要的辅助手段。

当确定包块的类型后，就可以采取相应的治疗了，卵巢包块的治疗需要根据包块的类型、患者的健康状况以及是否处于特定时期（如妊娠期）来综合考量。对于良性卵巢肿块，包括功能性囊肿和肿瘤，患者大多数情况下无症状，且可以通过观察或药物治疗来管理。对于疑似恶性肿瘤的包块，可能需要进行腹腔镜或经腹手术探查，取得病理证据，进行相应的以手术、化疗、靶向治疗等的综合治疗。

另外，当发现妊娠合并卵巢包块时，需要特别关注囊肿扭转（可能引起剧烈腹痛）的风险，一旦发生，应尽快进行手术治疗以减轻症状并预防并发症的发生。

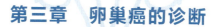

第三章　卵巢癌的诊断

◎ 定期体检、医工融合，推动卵巢癌早期诊断技术发展

　　筛查的主要目的是早期发现潜在的卵巢癌，而诊断则不同，是对已经确诊为卵巢癌的患者进行进一步评估和治疗。就像一台大型的机器出现故障，我们首先要找出哪里出了问题（筛查），然后再对问题进行分析，制订解决计划（诊断）。

　　定期体检是卵巢癌的早期诊断的基础。通过超声检查，可以无痛、无创、精准地发现并诊断卵巢肿瘤。而血清肿瘤标志物HE4联合CA125检测，可有效地对盆腔包块、卵巢囊肿和卵巢癌进行鉴别诊断，引导医生对患者制定个性化治疗方案。

　　医工融合听起来也许陌生，是指运用医学与工程技术

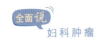

的结合，来推动医疗技术的发展和创新。大家耳熟能详的AI技术、大数据、3D打印等都可以应用于临床，为患者提供更加精准、高效的治疗方案。在卵巢癌领域，已经有科学家运用AI技术提高早期卵巢癌的诊断准确率。多组学技术也能帮助研究人员更深入地了解卵巢癌，发现有价值的生物标志物，即发现更多疾病的弱点，从而精确击破。

因此，通过定期体检，并推广医工融合的先进技术，对于预防和减少卵巢癌的发生具有重要意义。

◎ 组织病理学检查是诊断卵巢癌的"金标准"

卵巢癌的组织病理学检查，是指医生在手术过程中，取得患者的病理组织，再交由病理科医生在显微镜下进行观察分析。该方法是诊断卵巢癌的"金标准"，是行业内公认的最准确、最可靠的方法。

为什么说组织病理学检查是诊断卵巢癌的"金标准"呢？首先，它的准确性高，卵巢癌是一个大类，根据肿瘤的形态、结构、细胞类型等，卵巢癌有不同的类型，通过组织病理学检查，医生可以准确地识别出卵巢癌的具体类型，这是其他诊断方法难以比拟的。其次，它的可重复性强，组织病理学检查的结果可以在多个样本中得到验证，包括诊断性活检样本、手术样本以及可能的腹水或胸腔积液样本。这种可重复性确保了诊断结果的可靠性和一致性，减少了因操作或样本处理不当而导致的诊断错误。此外，它有助于卵巢癌早期诊断，并能指导治疗决策，同时与其他诊断手段相结合，为患者提供最佳的治疗方案。

◎ 卵巢癌的病理类型

卵巢癌的分型主要可以分为上皮性卵巢癌和非上皮性卵巢癌。上皮性卵巢癌是最常见的类型，占绝大多数，主要包括以下几类。

① 浆液性癌

浆液性癌的特点是囊性肿物，而且囊中有血性的浆液，包括低级别浆液性癌（占比小于5%）和高级别浆液性癌（约占70%）。高级别浆液性癌的预后不佳，且容易复发。

② 黏液性癌

在卵巢癌病理类型中占比约3%，表现为单侧卵巢巨大、单房或多房性囊肿，内充满黏液。早期的黏液性癌预后较好，而晚期则对化疗不敏感，预后较差。

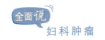

③ 子宫内膜样癌

在卵巢癌病理类型中占比约10%，特点是大小不一的腺体，呈融合性生长，形成像迷宫一样的结构，对于ⅠA或ⅠB期子宫内膜样癌，单独手术后预后良好（存活率90%）。

④ 透明细胞癌

在卵巢癌病理类型中占比约10%，顾名思义，其细胞质呈透明状，对化疗药物不敏感，晚期及复发患者的预后差。

此外，还有一些非上皮性卵巢肿瘤，如生殖细胞肿瘤和性索-间质肿瘤等，这些类型的肿瘤起源于产生卵子的生殖细胞或生殖细胞周边的性索-间质细胞，但这些肿瘤大部分是良性的，少部分为恶性，需要警惕。

◎ 卵巢癌的分期

卵巢癌的分期主要根据手术病理分期来进行。根据FIGO的分期标准，卵巢癌分为四期：Ⅰ期、Ⅱ期、Ⅲ期和Ⅳ期。Ⅰ期卵巢癌指的是癌细胞仅在卵巢或输卵管中，尚未扩散到附近的淋巴结或远处；Ⅱ期卵巢癌则是指肿瘤已经扩散到卵巢以外，但病变局限于盆腔内；Ⅲ期卵巢癌则是指癌细胞已经扩散到腹膜后淋巴结或腹腔内；Ⅳ期卵巢癌则是指癌细胞已经扩散到以上器官区域以外的其他位置。在实际操作中，卵巢癌的分期还需要结合患者的临床表现、影像学检查结果以及肿瘤标志物等信息综合判断。

◎ 卵巢癌的基因检测

基因检测可以帮助卵巢癌患者进行遗传风险评估、指导治疗和预后、个体化治疗、预防和早期干预以及提高诊断准确性，为卵巢癌患者提供更精准的治疗方案和更长的生存期。因此卵巢癌患者应该进行以下几个方面的基因检测。

（1）BRCA1/2：BRCA1/2基因是评估乳腺癌、卵巢癌等相关癌症发病风险的重要生物标志物，对于有家族遗传易感基因的患者，进行此项检测可以帮助其早期发现和预防卵巢癌。BRCA1/2基因突变赋予卵巢癌遗传易感性，具有这些基因突变的女性终生患病风险明显增加。

（2）HRD基因检测：HRD14基因panel可以通过检测HRD常见高发突变的HRD相关基因，帮助发现更多PARP抑制剂的应用，对于同源重组缺失患者尤其重要。

（3）特定基因靶点检测：针对已上市的PARP抑制剂

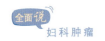

（如奥拉帕利、尼拉帕利、氟唑帕利和帕米帕利），针对获批适应证的患者在考虑用药前需要进行相应的基因靶点检测。

（4）其他：除了上述提到的基因外，还包括ATM、RAD51C、RAD51D、MLH1、MSH2、MSH6、PSM2、EPCAM、STK11等基因，这些基因也与卵巢癌相关，可能需要检测以评估患者的患病风险。

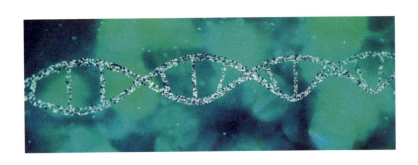

◎ 卵巢癌的多学科诊断模式

多学科诊断模式主要是指在诊断过程中，由多个学科的专家共同参与，以提高患者诊断和治疗的准确性和效率。这种模式强调以患者为中心，依托循证医学证据和诊治规范，通过多学科团队协作来提供优质的诊断决策，提高患者的生存率和生活质量。

在卵巢癌的诊断方面，除了常规的实验室检查，还包括血清学检测、影像学检查等多种手段，需要妇科肿瘤学、影像学、病理学、免疫学、生物信息学、人工智能等多个专业领域的专家共同参与。因此，通过综合运用各种诊断方法和技术，为卵巢癌患者提供更加精准和个性化的诊断服务是非常重要的。

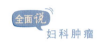

第四章 科学规范治疗卵巢癌，治疗水平日新月异

◎ 卵巢癌治疗的整体策略

目前卵巢癌的治疗整体策略呈"三足鼎立"模式，即手术+化疗+靶向维持治疗。

尽管极少数患者能在接受手术后痊愈，但绝大部分患者需手术联合化疗等综合治疗。在经手术和化疗后，即使达到无肉眼可见残留病灶，仍有50%~67%的患者体内可能存在残余肿瘤细胞，可导致肿瘤复发和转移。近年来，随着靶向药物治疗进展飞速，以抗血管生成药物和PARP抑制剂为主的维持治疗在卵巢癌中应用最多，可有效改善晚期卵巢癌患者的生存。卵巢癌治疗整体策略见表3-4-1。

表 3-4-1 卵巢癌治疗整体策略

治疗方法	手术	化疗	靶向维持治疗
类别	全面分期手术 保留生育功能手术 肿瘤细胞减灭术 腹腔镜探查术	术前新辅助化疗 术后辅助化疗	PARP抑制剂 抗血管生成药物
目的	明确诊断、准确分期、切除肿瘤、判断预后、指导治疗	控制肿瘤范围、使不适合手术的患者转为适合手术，最大程度清除残留肿瘤细胞	推迟肿瘤进展、延长患者生存、预防肿瘤复发

◎ 竭尽所能的R0切除手术

手术在卵巢癌的治疗中意义重大，卵巢癌初次手术情况是患者预后的独立相关因素，因此只要条件允许，建议初次治疗的卵巢癌患者均进行手术治疗。

① 早期卵巢癌

早期卵巢癌即FIGO分期为Ⅰ~Ⅱ期，患者可行全面分期手术，包括全子宫双附件切除（卵巢动静脉高位结扎）；盆腔及腹主动脉旁淋巴结切除；大网膜和阑尾切除。若患者较年轻并希望未来可以怀孕，在满足一定的条件下，可以选择保留生育功能的全面分期手术，手术范围：保留子

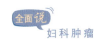

宫和正常一侧的附件，仅切除受影响的卵巢和输卵管，其余同全面分期手术。完成生育后可以视情况，可能需要再次切除子宫及对侧附件。

❷ 中晚期卵巢癌

多数卵巢癌患者就诊时已是中晚期，一般需要行肿瘤细胞减灭术（又称减瘤术）。初次肿瘤细胞减灭术，适用于临床拟诊断为中晚期（部分Ⅱ期、Ⅲ期和Ⅳ期）的卵巢恶性肿瘤患者。间歇性肿瘤细胞减灭术，适用于新辅助化疗后肿瘤缩小，达到完全缓解或部分缓解或稳定，且经评估有可能满意减灭的晚期病例。对于复发患者，需谨慎评估后再可考虑是否行再次肿瘤细胞减灭术。

术式方面，开腹手术较为普遍；腹腔镜手术、微创手术有一定可行性，但尚有争议。

不论哪种情况，患者都需充分相信主治医生的判断，积极配合手术，并在术后注意观察自身情况，如有疼痛、肿胀、发热等问题出现，第一时间告诉主治医生。

卵巢癌发病隐匿，也就意味着初治卵巢癌需要进行肿瘤细胞减灭术。众所周知，肿瘤切除得越彻底，患者就能活得越久，因此，达R0切除，即无肉眼可见的残留病灶，是肿瘤细胞减灭术的"终极目标"。由于再次肿瘤细胞减灭术和初次肿瘤细胞减灭术有所不同，只有达到R0切除的复发患者可从再次肿瘤细胞减灭术中获益，所以不论初次接受治疗的患者还是复发患者，都应尽一切努力，配合医生去实现R0切除。

◎ 规范化疗

化疗在卵巢癌的新辅助治疗、术后辅助治疗、复发治疗中均占有重要的地位。化疗历史悠久、方案众多，医生会根据患者的病理类型、体能状态、分期、初治或复发、对铂敏感程度、BRCA基因突变状态等因素综合评估具体的化疗方案。

1 新辅助化疗

新辅助化疗也叫作术前化疗，对于部分肿瘤较大、手术风险较高、无法立即手术的患者，建议先进行3~4个周期的化疗后再行手术。这种能缩小病灶、降低手术风险的化疗被称为新辅助化疗。目前的共识认为，经过妇科肿瘤医师评估后，认定直接手术无法达到R0切除或满意减瘤的晚期卵巢癌患者，可以在新辅助化疗后再施行手术切除。新辅助化疗能够改善患者的手术结局、减少术中出血量、

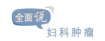

减少围手术期及术后并发症，提高患者的生活质量。常用的新辅助化疗方案有紫杉醇+卡铂、脂质体阿霉素+卡铂等。也有研究探讨贝伐珠单抗在新辅助治疗中的应用，疗效尚待确定，需要注意的是术前 4~6 周需停止贝伐珠单抗的应用。

② 术后辅助化疗

手术后，绝大多数卵巢癌患者需要立即进行辅助化疗，尤其是 Ⅱ~Ⅳ 期患者，以求最大程度杀灭残留癌细胞。主要病理类型的卵巢癌辅助化疗多为6个周期，以含铂方案为主，首选方案为紫杉醇联合卡铂，顺铂由于毒性较大已较少使用，其他方案包括卡铂+多柔比星脂质体、卡铂+多西他赛等，也可根据患者实际情况选择其他单药或联合方案。

化疗方式分为静脉注射和腹腔热灌注，腹腔热灌注化疗主要用于预防和治疗妇科肿瘤的腹膜腔种植转移，尤其适用于晚期合并大量腹水、胸腔积液患者。

③ 复发化疗

复发性卵巢癌患者分为两类，铂敏感复发是指患者之前使用过含铂的化疗方案，肿瘤缩小或消失了，停铂类化疗药物到下一次复发的时间间隔至少6个月（见表3-4-2）。随着患者复发次数的增多，化疗药物的疗效不佳且选择非常有限，部分患者停铂类化疗药物到下一次复发的时间间隔<6个月，也就是铂耐药复发。

表 3-4-2　复发化疗方案

复发类型	定义	化疗方案
铂敏感复发	含铂方案一线化疗有效，无化疗间隔≥6个月复发	可继续使用含铂方案，如卡铂+紫杉醇3周方案、卡铂+多西他赛、卡铂+吉西他滨、卡铂+多柔比星脂质体、顺铂+吉西他滨、卡铂+白蛋白结合型紫杉醇等
铂耐药复发	1. 含铂方案一线化疗有效但无化疗间隔<6个月复发（铂耐药型） 2. 含铂方案一线化疗无效（铂难治型）	首选非铂类单药，如多柔比星脂质体、多西他赛、白蛋白结合型紫杉醇、口服依托泊苷、吉西他滨、拓扑替康等；由于铂耐药复发患者再次化疗效果较差，鼓励患者参加临床试验

④ 化疗相关不良事件

正如大众所熟知的，化疗是一种全身疗法，在杀伤肿瘤细胞的同时，难免会损伤正常细胞，所以化疗使用过程中和使用后会出现各种类型的毒副作用，如血液相关毒性、神经毒性、食欲减退、恶心、呕吐、脱发、腹泻、疲惫、感染等。

患者首先需要正确认识、积极面对，不要过于恐慌，

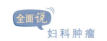

切勿觉得不适就立刻停止化疗，而是要坚持规范化疗，积极检测，及时告知医生自己出现的不良反应，根据医生建议的应对措施积极处理。应对措施根据患者情况而定，包括但不限于：改善生活习惯、适当运动、对症处理、住院治疗等。患者也可使用一些小方法让感官及心态变得更好，如准备假发来应对短期脱发、温水泡手脚缓解麻木等。

⑤ 生活习惯及注意事项

化疗开始前：提前调整机体状态，增强体质、预防感冒。补充营养，多食用牛奶、鸡蛋等优质蛋白。预防感冒、流感及其他疾病，让身体有个好的状态来面对化疗。

化疗期间：清淡饮食，多吃水果、蔬菜，多饮水。由于化疗会降低抵抗力，所以需注意保暖和个人卫生，防止感冒或感染。

化疗结束后：保持良好的生活习惯，爱卫生，勤换洗，适当锻炼，保证睡眠，注意防护，少去人多空气不流通的地方。

◎ 血管生成抑制剂的应用

血管生成抑制剂，又称抗血管生成药物，可通过减少新血管的生成，阻断肿瘤生长所需的营养供应，抑制肿瘤生长。卵巢癌治疗中使用最多的血管生成抑制剂为贝伐珠单抗，可单药使用，也可联合PARP抑制剂协同起效，在卵巢癌的新辅助治疗和术后辅助治疗、铂敏感复发、铂耐药复发的治疗中均有价值。

但由于贝伐珠单抗使用时会出现消化道穿孔等严重不良反应，所以用药前消化道穿孔风险较高（肠道受累、合并肿瘤导致的肠梗阻等）的患者不推荐使用贝伐珠单抗。此外，由于贝伐珠单抗靶向血管生成，所以患者在使用过

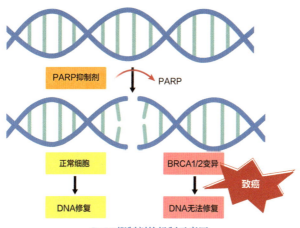

PARP抑制剂的机制示意图

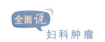

程中可能会出现高血压，需在用药期间定期检测血压，必要时使用降压药物或暂停贝伐珠单抗治疗；还需定期检测尿常规，以明确是否出现蛋白尿。充血性心力衰竭、出血、伤口愈合并发症等并发症也应多关注，患者需定期到医院复查相关指标。

◎ PARP抑制剂的应用

在正常人体细胞内，PARP参与修复DNA单链损伤，同源重组修复参与修复DNA双链损伤。而在肿瘤细胞中，部分基因变化（比如BRCA1/2基因突变）导致同源重组修复缺陷，从而无法修复DNA双链损伤。PARP抑制剂可以抑制PARP，阻断DNA单链损伤修复，形成"合成致死"效应，导致肿瘤细胞死亡。多项研究表明PARP抑制剂可以延缓复发，延长无进展生存期和总生存时间。

① PARP抑制剂适用人群与药物选择

近年来，卵巢癌维持治疗相关研究取得极大进展，维持治疗能够延长卵巢癌患者的生存期，给卵巢癌患者带来希望。维持治疗是指在初治或复发性卵巢癌患者在完成既定的手术、化疗后，肿瘤得到最大程度缓解（比如完全缓解或部分缓解），继续采用靶向药物或化学药物进行延续治疗，其目的是延缓复发，减少耐药，延长无进展生存期和总生存期。中国上市的PARP抑制剂包括奥拉帕利、尼拉帕利、氟唑帕利和帕米帕利，PARP抑制剂适用于初治晚期卵巢癌的维持治疗、铂敏感复发卵巢癌维持治疗和复发性卵巢癌后续治疗。

② PARP抑制剂剂量推荐与不良反应处理

不同PARP抑制剂的服用剂量并不相同，治疗过程中可能会出现减量或停药。常见的减量原因包括治疗前减量、患者自主减量和因不良反应而减量的三种情况，停药的原因包括达到维持治疗时间、发生不良反应等。为了保证PARP抑制剂的疗效和用药安全，请患者在减量或停药前务必咨询主治医生的意见，不得自行减量或停药。若患者呕吐或漏服一剂，不需要追加剂量，在第二天的常规时间服用下一次处方剂量即可。

PARP抑制剂使用过程中会出现不良反应，大多数为轻度或中度，且主要发生在前3个月。临床上常见的不良反应主要包括血液系统、消化系统及其他少见症状。血液系统主要表现为：血红蛋白、白细胞、中性粒细胞和/或血小板计数下降等；消化系统多数表现为食欲下降、恶心、呕

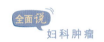
吐、腹泻、腹痛、便秘等；其他症状包括疲乏、肝功能异常、关节痛、头痛、头晕等。出现不良反应后，需要及时告知医生，并进行相应的血液学评价，根据严重程度予以药物减量、对症治疗（如输血、升白细胞治疗）等处理。如果没有出现不良反应，也应该定期进行血常规、生化检测以发现血液学、肝肾功能方面的不良反应。

◎ 类器官在卵巢癌治疗中的作用

类器官是一种新兴的体外3D模型技术，用患者自身的组织或肿瘤细胞，模拟体内真实的病理生理特征。因此，类器官可以作为患者的"替身"，用来测试药物是否安全有效，预测患者对药物的反应，从而为患者精准制定个体化的用药方案。

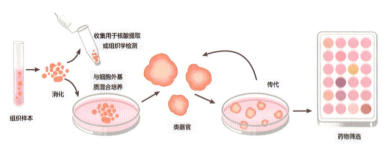

类器官技术示意图

◎ 认识临床研究

　　临床试验指以人体（患者或健康受试者）为对象的试验、研究，意在发现或验证某种试验药物的临床医学、药理学、其他药效学作用、不良反应，或者试验药物的吸收、分布、代谢和排泄，以确定药物的疗效与安全性的系统性试验。临床试验一般分为Ⅰ～Ⅳ期，Ⅰ期在健康人群开展，而Ⅱ～Ⅳ期则在患者人群中进行。随着抗肿瘤药物的研发和治疗方案的不断探索，越来越多的肿瘤临床试验在全国各大医院陆续开展。对于晚期卵巢癌患者；对现有的标准治疗方法不耐受，或是疗效不佳；或是缺乏有效的治疗药物和方法的患者可以寻求参加临床试验以谋求更好疗效。但并不是所有肿瘤患者都适合参与临床试验，需要通过相关的检查和筛选后，符合"入排标准"的患者才能入组。临床试验有多种，风险大小也不一，但是都是经过国家药监局和伦理委员会批准并获得受试者的知情同意进行的项目，安全性有一定的保证。参加临床试验的患者将获得免费的主要治疗药物、相关检查及交通补贴，大大减轻患者及家庭的经济负担，还可以得到更全面的临床随访及处理。在治疗过程中，如有任何明显毒副作用，临床医师会暂停受试者试验药物使用并给予积极的对症支持治

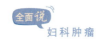

疗。受试者可以根据自己的意愿随时退出临床试验。当然临床试验也会给患者带来一定的风险，包括药物相关不良事件、临床试验提供的药物治疗可能无效、部分患者可能会分到常规治疗或安慰剂的对照组、患者必须严格按照试验方案要求进行检查治疗和随访等。对于缺乏明确的良好治疗方法的患者，参加临床试验被认为是最佳的治疗手段。患者可以通过中国临床试验注册中心、药物临床试验登记与信息公示平台、各医院的临床试验中心了解肿瘤临床试验信息，也可以通过网站查询、招募广告、媒体、医院主治医生推荐等途径，前来临床试验中心咨询医生相关临床试验信息。目前我国多家医院正在开展PARP抑制剂治疗项目，妇科恶性肿瘤免疫抑制剂治疗项目等，这些研究均已获得国家药品监督管理局药品审评中心临床试验登记并公示，只要患者符合标准，就可以报名参与。

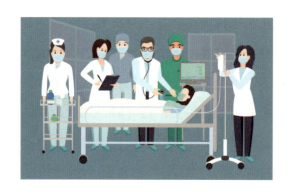

在哪些情形下，患者可以考虑参加临床试验呢？

（1）常规治疗效果不佳。

（2）无购买新药的渠道。

（3）无法承担高昂的治疗费用。

（4）既往参加过试验。

（5）想为医学发展作贡献。

如何获取临床试验信息？

（1）询问主治医生。

（2）患者互相推荐。

（3）登录中国临床试验注册中心官网。

（4）其他合规医药平台信息（如招募患者广告）。

◎ 中西医结合助力康复

中医作为中国特有的治疗模式，与西医配合可在一定程度上补充与完善卵巢癌治疗，包括中药、针灸、推拿、理疗等。中西医结合可贯穿于卵巢癌各个治疗阶段，通过辨证论治、调理冲任、扶正祛邪等方法，帮助患者加快术后恢复、增加疗效、减少不良反应、改善生存、提高生存质量。但患者需切记不能自行服用"偏方""秘方"，要在专业医生的指导下，尤其是中西医医生的商讨下使用，避

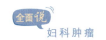

免出现重复用药、药物相恶相反等情况。

◎ 多学科诊疗

在传统诊疗模式中，卵巢癌患者在就诊时可能会遇到这些问题：

（1）我应该挂哪个科室的号？

（2）为什么我要在不同科室转来转去？

（3）不同医生开的药能一起吃吗？

（4）反复跑医院有什么用？

（5）不同科室给的治疗方案差别大，应该怎么办？

为了减轻就诊繁复的麻烦，以患者为中心的多学科团队合作诊疗应运而生。传统模式中是"一位患者对多位医生"，多学科诊疗模式则是"多位医生对一位患者"：多学科诊疗模式集结肿瘤外科、肿瘤内科、影像科、病理科、放疗科、心理治疗科、营养科等多个学科的医生共同诊断、共同制订诊治计划，从而保证高质量的诊治方案，避免误诊、误治，使患者生存受益。

有患者可能会疑惑，那多学科诊疗与会诊又有什么区别呢？简单来说，多学科诊疗有固定召集人，定期召开，全程管理，而会诊则是根据需要不定期开展；多学科诊疗是各科医生集体讨论做出决策，而会诊会以受邀专家的意见为主，最后由患者所在科室敲定方案。整体来看，多学科诊疗是一种更先进的、规范化的诊疗模式。

那多学科诊疗会更贵吗？事实上并不是。由于多学科诊疗能整合各科资源，制订个体化诊疗方案，所以可以有效避免重复检查、无效治疗、延迟治疗等情形带来的额外经济负担。

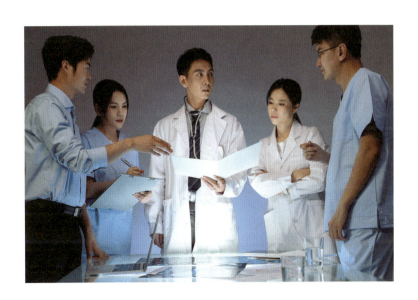

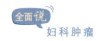

第五章　卵巢癌的全生命周期管理

◎ 什么是康复

康复是指通过优化患者身体功能和减少其障碍体验来解决健康状况对其日常生活的影响。每个人都可能在生命的某个阶段需要康复管理，有可能是受伤、得病，也有可能只是因为年龄增长而导致机体功能下降。

康复护理包括生活中多方面的内容，比如饮食运动、睡眠管理、心理康复、家庭支持、随访复查等，覆盖卵巢癌患者的全生命周期。

◎ 饮食营养

营养不良是癌症患者发病和死亡的主要原因之一。健康的饮食和适量的维生素、矿物质、蛋白质和碳水化合物的摄入可以帮助患者获得能量，对抗疾病和疲乏。一项针对癌症患者的营养补充研究表明，患者所遵循的营养补充和饮食原则对改善因厌食、腹泻、恶心和呕吐而导致的营养不足具有重要影响。

患者在治疗前、期间、之后都可能出现食欲下降、营养缺乏的情况，导致治疗效果不佳或生活质量差。因此，患者需养成合理健康的饮食习惯。饮食整体需清淡、低脂、少糖、高蛋白，如多吃蔬菜、鸡蛋，少吃炸物、腌制品，以帮助肠胃更好地吸收蛋白质、维生素、矿物质等有益物质。多喝水，必须戒酒、戒烟。

不同疾病阶段的饮食要求有所不同。

患者术后当天需禁食，等到肠蠕动恢复，也就是能排气之后，才逐步由饮水过渡到流食，随着患者情况变化和时间推移，再转化为半流质，待自然排便后再尝试普通软食。

维持治疗期间也有需注意的事项。由于部分PARP抑制剂（奥拉帕利、氟唑帕利）经CYP3A酶代谢，而这种酶会受柑橘类食物影响，所以服用这两种药的时候要避免吃西柚、橙子，果汁也不要喝。另一种PARP抑制剂（帕米帕利）经CYP2C酶代谢，所以吃药的时候不能摄入抑制CYP2C酶的石榴汁、大蒜与辣椒等。

如果患者保持了较好的饮食习惯，但仍有营养不良的

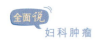

情况，需与医生沟通，接受肠内、肠外营养支持治疗。

◎ 运动处方

有些患者及家属认为肿瘤患者需要"静养"，但实际上并非如此，过度休息反而会让患者觉得提不起劲、心情烦闷，适当的有氧运动对身体和心情的恢复有益。机体的适当活动是有效缓解疲劳的有效方法之一。数项研究表明，运动的作用对降低疲乏率、提高体能表现和提高生活质量都有积极作用。有规律的体育锻炼，如行走和移动身体的各个部位，有助于人们身心更加活跃。这种干预与认知行为治疗再结合催眠有助于提高减轻疲乏的效果。同时，运动也有助于改善患者的心血管健康，允许患者选择他们的锻炼方案，并提供活动后的成果信息，在记录的同时也起到激励效果，如使用计步器后改善疲乏结果。

不同疾病阶段所适宜的运动也不同。

术后一开始以被动运动为主。家属可以顺着脚踝到膝关节附近肌肉按摩患者小腿，改善血液循环，每2小时按摩一次，一次5～10组，直至患者意识清醒可进行踝关节运动。

术后24～72小时，身体状况较差者可以在床上进行简单锻炼，如拉伸背部、腿部，勾脚尖，胳膊画圈等；身体状况较好者可离床运动，在家属搀扶下在病房内走动。

之后（包括化疗期间）逐步增加运动量，如开始独立慢走，但需避免剧烈运动。

康复期可根据年龄、身体状况、生活习惯等，选择快走、慢跑、爬楼梯、跳操、瑜伽、太极拳等个性化有氧运动方案，强度和频率因人而异，以让自己有微微发热发汗，但不累到难受为宜。运动前可以和医生确认是否合适，以及是否有特殊限制。

◎ **睡眠管理**

大多数患有癌症的人都很难有一个好的睡眠或夜间休息。给患者提供良好睡眠和休息的办法会帮助他们改善治疗条件。研究证实疲乏与睡眠不佳有关。随机临床试验报道，在接受化疗多年后，肿瘤患者患有混合性失眠症者在接受4～5周以上的睡眠治疗后，对睡眠和疲乏改善均有积极影响。一项行为干预治疗睡眠障碍的研究报告显示，癌症治疗前疲乏程度较轻，干预睡眠治疗中疲乏轻度改善，但治疗一年后有显著效果。

患者应当如何改善睡眠呢？

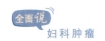

（1）保持房间整洁，空气流通，夜间安静，定期更换被套床单。

（2）如窗帘遮光性不好，可戴舒适眼罩入睡。

（3）针对性接受心理护理，保持较好的心情入睡。

（4）避免食用刺激性食物，不要吃得过饱或不吃。

（5）睡前6小时避免食用含咖啡因的饮品，如咖啡、浓茶、奶茶。

（6）睡前听一会儿舒缓的音乐，平复心情。

（7）规律休息，尽量保证每天有7小时以上的睡眠。

（8）如失眠较为严重，可挂号中医门诊，接受推拿、针灸、耳穴贴敷等外治法。如情况极为严重，务必在医生指导下使用安眠类药物。

◎ 心理康复

心理压力是一种与精神、躯体、社会等多因素相关的不愉快感受，可能会影响疾病的进程及对外界的反应，让治疗更加艰难。心理压力是一系列体验，也是一个连续的过程，从常见的脆弱、悲伤、恐惧等消极情绪，到可能产生严重的心理问题，如抑郁、焦虑、恐慌、社会孤立感，以及生存和精神危机等。严重的心理压力及不良情绪会影响生活的各个方面。

由于早期卵巢癌没有典型症状，容易被忽视，大多数患者在确诊时多为中晚期，疼痛、腹胀、纳差、消瘦等疾病本身的痛苦、手术及化疗等治疗方式带来的创伤及副反应等让卵巢癌群体承受更多的心理压力。尤其是疾病复发或进展，病程绵长，花费大，预后不理想，包括目前社区支持体系尚不完善，患者获取的资源有限，多种原因导致卵巢癌患者群中心理问题更为普遍，其中需要专业人士帮助与干预的占有一定的比重。对于卵巢癌患者来讲，全面认识并管理心理压力及不良情绪对肿瘤的治疗是至关重要的。

当患者感觉心理不适，怀疑自己有心理问题时，可以通过下文中的自测方式进行初步自测，根据自测结果，决定是否寻求医生帮助。

① 走出心理压力

1）心理压力对患者的影响

首先，心理压力是一种不愉快的感受，这种感受会影响患者对疾病的认识和治疗结局。

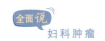

其次，心理压力会影响患者的日常活动，包括睡眠质量降低，注意力难以集中，记忆力变差，需要别人多次重复叙述才能记住，人际关系受影响，与伴侣、孩子关系紧张，感到孤独、远离人群等。

再次，心理压力可能会影响患者的健康决策及行为，消极的认知会降低患者的依从性及复诊次数，这就为疾病复发后难以及时发现埋下隐患。

最后，对于卵巢癌患者而言，由于生殖系统疾病本身带来的卵巢功能受损及减退、生育能力与衰老、性器官缺失产生的性别认同感困扰、亲密关系及性生活障碍等问题更为突出，由此产生的心理压力及不良情绪对患者及亲友都产生一定的影响。故而，卵巢癌患者群体的心理压力及不良情绪管理更值得关注。

2）引起心理压力的原因

产生心理压力及不良情绪的原因不是单一的，每个人也不尽相同。那些容易产生心理压力的事件被称为心理压力的危险因素。这些因素非常广泛，包括健康相关的因素，如疾病本身的不适、治疗带来的痛苦等；个人方面的因素，关注于卵巢切除后年轻与衰老的问题、亲密关系调整、性生活质量下降、人际沟通能力等；此外还包括经济压力、与家庭成员的冲突等。既往有药物依赖史、不良嗜好的患者更容易导致心理压力增加。若患者存在以上这些困扰，请及时寻求帮助。

3）什么时期更易产生心理问题？

心理压力可能早于疾病确诊的时间。诊治过程也会导致心理压力的产生，如准备出院、更改治疗方案、疾病进展等。对于广大卵巢癌患者而言，在疾病的后半程中，腹胀、肠梗阻、胸腹水、疼痛、发热、恶病质等症状控制不理想，绝大部分患者也会面对病情复发、进展、方案调整、治疗带来的痛苦。在以上高危时段更需要警惕并及时排解不良情绪及心理压力，针对不同原因，予以个性化的干预及帮助。

② 心理压力评估及测评工具

科学便捷的测评工具非常重要，患者可以自行检测评估当前的心理压力，对当前压力的程度有一个大致认识，积极寻求帮助，也可以由医生完成详细评估，进行更有针对性的干预。筛查工具多种多样，大多是基于纸质的调查表，也可通过手机移动设备、网络等进行，足不出户即可自评自测。下面介绍由美国国立综合癌症网络（National Comprehensive

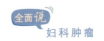

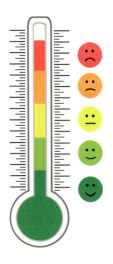

Cancer Network，NCCN）专家推荐的评估工具。

心理痛苦温度计（distress thermometer，DT）：请患者选择数字0～10中最恰当的一个数字来描述过去的一周包括今天在内所承受的心理压力。0为无心理压力，10为最高程度的心理压力。

"问题清单"是对"心理痛苦温度计"的补充，患者通过筛查工具可以得到一个初步评估（见表3-5-1）。

表 3-5-1　问题清单

勾选□		具体问题	勾选□		具体问题
是	否	实际问题	是	否	身体问题
□	□	照顾孩子	□	□	外表
□	□	家务	□	□	洗澡/穿衣
□	□	保险/经济问题	□	□	呼吸
□	□	交通出行	□	□	排尿改变
□	□	工作/上学	□	□	便秘
□	□	治疗决策	□	□	腹泻
			□	□	进食
是	否	家庭问题	□	□	疲乏
□	□	与孩子相处	□	□	水肿
□	□	与配偶相处	□	□	发热
□	□	生育能力	□	□	头晕
□	□	家族健康问题	□	□	消化不良
			□	□	记忆力/注意力
是	否	情绪问题	□	□	口腔溃疡
□	□	抑郁	□	□	恶心
□	□	恐惧	□	□	鼻子干燥/充血
□	□	紧张	□	□	疼痛
□	□	悲伤	□	□	性
□	□	担忧	□	□	皮肤干燥/瘙痒
□	□	对日常活动失去兴趣	□	□	睡眠
			□	□	物质使用
			□	□	手/脚麻木
□	□	信仰/宗教问题			

其他问题:

请指出引起您心理痛苦的问题, 勾选是或否

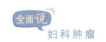

对于心理压力轻度患者，可经过以下方式进行自我调整及缓解。

1）加强对疾病的认识，知己知彼

很多时候害怕是源于对疾病的认知不足。绝大多数患者在拿到诊断的时候濒临崩溃，没有继续治疗的勇气和信心，其实往往是对疾病没有充分的了解，过于悲观。虽然大部分卵巢癌患者在确诊的时候处于中晚期，但是经过规范的治疗，很多患者能够得到有效控制，生活质量得到很大改善；随着医学不断进步，治疗理念不断更新，治疗方式更加多样，靶向药物的问世使得卵巢癌患者生存期延长，生活质量明显改善。所以，加强对疾病的认识，充分与医生沟通，是积极面对疾病的第一步。

2）转变观念，合理预期，带瘤生存，与肿瘤和平共处

随着对肿瘤研究的不断深入，专家致力于将卵巢癌向着慢性病治疗发展，类似于高血压、冠心病、糖尿病等，实行单病种管理，社区建档健康咨询，专科医生定期复查，患者出现症状或病情变化及时就诊。也许目前的医学还无法做到将肿瘤细胞从体内完全清除或者彻底阻止疾病复发，但是我们有充足的"武器"来对抗肿瘤、缓解症状、手术切除病灶、化疗巩固、基于基因突变的靶向药物、抗血管生成药物等延长其复发间隔，提高患者生存获益，通过这些努力，我们在很大程度上可以做到长时间与疾病"和平共存"，逐渐降低疾病对生活的影响。

3）选择适合自己的放松方式

不要过度关注自己病情的发展和治疗方式的选择，把治疗交给信任的医疗团队，患者要做的就是积极配合治疗，安排自己的生活，调整好自己的心情，保持身心愉悦。听音乐、冥想、旅行、养宠物、运动等，找到适合自己的放松方式。请闭上眼睛，倾听自己内心的声音，那首喜欢的曲子，那件心仪的裙子，那段优美的舞蹈，那支久违的画笔等，所有那些让自己感觉到轻松幸福的"小美好"不能因生病而抹去，而应该好好拾起来回味珍藏。每个人都会生病，都会感到不同程度的脆弱、悲伤、愤怒或者失望，这都是允许的，请给自己心灵放个假，接受自己，了解自己，好好爱自己。

4）警惕可能需要寻求专业帮助的预期症状

如果患者出现了以下不适：情绪失控、睡眠差、食欲差、注意力不集中、过度关注疾病和预后等，导致对作为母亲等社会角色的担忧（如无法长久陪伴等），性生活不满意、亲密关系失去信心等，自我无法调节致心理压力已经影响到日常活动，就需要同中、重度压力患者一样，根据不同具体问题，向心理专业人士寻求帮助。

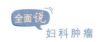

对于中、重度压力患者，需要向专业的医疗团队求助。

（1）心理健康专业人员：评估患者是否出现痴呆、精神错乱、抑郁症、双相情感障碍、精神分裂症、焦虑症、创伤和压力相关的紊乱、强迫症、物质成瘾、人格障碍等，针对不同症状采取不同治疗手段。

（2）社会工作和咨询服务：询问与疾病相关的生活需求或社会心理问题，包括住房、食品、交通、财务/保险等日常生活活动援助，就业、学校、职业、文化、语言问题、家庭和照顾者等问题，关于身体形象和性健康痛苦，抑郁、自杀意念、焦虑等情绪。社会工作和咨询服务不仅对患者和家庭咨询，还包括动员社区资源、联系解决问题、对患者/家庭科普教育等。

若仍不能缓解患者心理压力，则需要全科肿瘤学团队、全科保健医生和护理人员进行随访和沟通。

❸ 可获取帮助的途径有哪些

由于患者产生心理压力的原因各有不同，需要的帮助也各有侧重。以下介绍不同的帮助类型。

1）加强与医护沟通，增进对疾病的了解

请患者及时与医护团队沟通，无论是躯体不适还是心理压力，包括诊治随访以及存有疑惑的任何地方。加强对

疾病的发生发展的了解，清楚各项诊疗的利弊，通过临床研究发现更多选择机会，有助于缓解心理压力，知己知彼，才能做到心中有数，百战百胜。

2）社会生活方面

当心理压力来源于费用、医保、工作安排、学业中断、担心家人等社会生活方面时，可以寻求当地民政部门帮助，了解该病种的国家优惠政策，家庭贫困者可咨询低保政策，申请补助减免费用。

3）心理卫生专业帮助

心理专家通过多种专业量表分析评估，面对面访谈，认知行为疗法等方式为患者提供心理专业支持。对于症状严重、出现精神症状的，可应用精神类药物治疗，如抗抑郁药、抗焦虑药、情绪稳定剂、精神兴奋剂、抗精神病类药物等。存在酒精、药品、烟草等物质滥用史的患者更容易产生心理压力。首先要做的是对患者滥用上述物质情况进行充分评估，进而排毒，在专业人士的帮助下戒除，同时需警惕该阶段疾病是否会复发或进展。

④ 如何与医生等专业人员沟通？

大部分患者没有充分的医学专业知识储备，总觉得面对医生等专业人士不知道该说什么。以下将以问题的方式

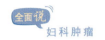

来帮助患者与医疗团队进行沟通。

1）关于心理压力

（1）我的症状是心理压力吗？

（2）我的压力会很快消除吗？

（3）您会如何帮我？

（4）我如何帮助我自己？

2）疾病信息

（1）我的疾病是什么类型？进展快吗？

（2）我需要做什么检查？这些检查结果可信吗？

（3）我有哪些选择？如果我不这样选择，会发生什么？

（4）每一个选择有什么利弊？这项治疗有什么副作用？这些治疗的周期、疗程、费用等？

（5）有什么措施可以防止或减轻副作用？

（6）我的疾病复发风险大吗？

3）民政部门及相关咨询服务

（1）我的医疗保险涵盖了哪些可获取的帮助？

（2）可以帮我介绍当地的优惠政策，申请补助吗？

（3）对于较高的诊疗费用，有没有可以减免的政策？

4）心理健康服务

（1）不同的心理健康专家的治疗领域有何不同？我该如何选择心理治疗专业人士？

（2）您的专长是什么？

（3）谈话治疗如何缓解我的压力？

（4）您在为我进行什么测试？需要多长时间？

（5）我该如何与我的家人、朋友沟通相处？

（6）如何调整亲密关系？

（7）精神类药物会影响我的抗肿瘤治疗吗？用药多久才会起效？

（8）这种药物有何副作用？我需要服用多久？

（9）这项辅助治疗或者运动能帮助缓解心理压力吗？

卵巢癌患者群体中普遍存在的心理问题不容忽视，希望上述内容能够为患者提供些许帮助，并与医生配合达到更好的治疗效果。

◎ 家庭康复

家属的关怀与支持是患者身心康复的坚强后盾。亲人患癌症是对家庭的严峻考验，作为家属一定要保持镇静、积极的心态，与患者共同渡过难关。

家属可以做的：

（1）多陪伴、多沟通，鼓励患者多表达感受，帮助患者树立战胜病魔的信心。

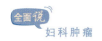

（2）鼓励患者积极配合医生完成规定的全部治疗，提醒其按时服药与复查。

（3）为患者准备口感好、高蛋白、易消化的食物，提醒患者多饮水。

（4）帮助患者制订锻炼计划。

（5）给患者提供安静舒适的睡眠环境，尽量让患者白天少睡，晚上睡好。

（6）帮助患者搞好个人卫生，避免擦伤碰伤、感冒。

（7）与患者共同学习医学知识，客观看待、勇敢面对卵巢癌。

◎ 定期复查，重视随访

所有患者结束治疗后即进入随访阶段，从而了解患者状况，帮助患者尽快恢复健康，把不良反应扼杀在摇篮中，或是及时发现复发或疾病进展。患者应留意有关复发的体征和症状（如疼痛、腹胀、胃口差、消化不良、体重减轻、疲劳）等，如有可疑症状应及时前往医院就诊，如无不适，亦需定期随访。重视随访并不是让患者每天带着沉重的心理负担、增添其情绪压力，而是抱着积极、健康的心态去面对病魔。充分合理的随访是肿瘤患者健康的长远保障，是对治疗的有力补充。通过科学合理的随访，可牢牢掌控患者健康状况。

表3-5-2为普遍通用复查时间。需注意的是，患者的复查频率可能根据自身情况有所不同，如果患者已感到不适，请及时就医，不用等到规定时间再去医院。

表 3-5-2　治疗后复查时间表

时间	频率
第1~2年	每3个月1次
第3~5年	每3~6个月1次
5年后	每年1次，维持终生

复查时患者需尽量详细地告诉医生自己的状况变化，以便医生判断。此外，由于卵巢癌复发时大多缺乏典型症状，所以患者在无明显症状的时候也会被建议体检，此时请尽量积极配合检查，以明确卵巢癌是否有复发。

检查项目包括但不限于：全身体格检查、血常规、肿瘤标志物检查及影像学检查等，必要时还需进行CT、MRI、PET/CT、胸部CT等检查。

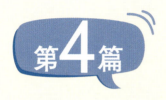

外阴癌

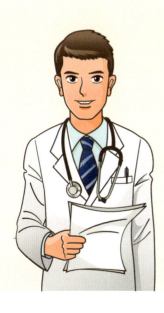

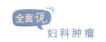

第一章　未雨绸缪：向外阴癌说拜拜

◎ 外阴也会患癌症

说到妇科恶性肿瘤，可能大家会想到卵巢癌、子宫颈癌、子宫内膜癌等，却很少有人知道，外阴也会患癌症。

那么，外阴指的具体是哪里呢？顾名思义，"外阴"指的是女性生殖器官的外露部分，包括阴阜、大阴唇、小阴唇、阴道前庭、阴蒂前庭大腺、前庭球、尿道口、阴道口和处女膜。

外阴部作为女性较私密部位，导致很多人对于外阴部疾病延误就医及治疗。导致大多数人延误诊治时机的原因，一是对于外阴疾病的羞于启齿；二是缺乏对外阴疾病的认识。实际上，外阴除了较为常见的前庭大腺囊肿、外阴白斑等疾病，也会患恶性肿瘤，也就是俗称的外阴癌。

外阴癌是一种较罕见的妇科恶性肿瘤，占女性生殖系统恶性肿瘤的3%～5%。外阴癌有很多种类型，其中约90%是鳞状细胞癌，其次是恶性黑色素瘤、腺癌、基底细胞癌、肉瘤、转移癌及其他罕见的恶性肿瘤等。

◎ 埋藏在外阴皮肤下的病毒

说起与女性生殖系统疾病相关的病毒，有一个大家一定都不陌生，那就是HPV。随着"两癌"筛查的推广及HPV疫苗的普及，有越来越多的人认识到HPV对子宫颈癌的致病作用，也越发重视起对HPV的筛查和预防。其实，除了宫颈，外阴也是HPV藏匿、侵袭、致病的重要居所。

HPV是一种喜欢钻进上皮细胞的"小坏蛋"，它可以潜伏在细胞中，破坏细胞的"中控系统"使它们不能按照正常的方向发展，一步步改变细胞的性质，甚至发展为"癌细胞"。HPV分很多种类型，根据它们的破坏能力，人们将它们分为高危型和低危型。约40%外阴癌患者可检出HPV感染，以HPV16型最为常见，其次是HPV33型、18型。年轻女性的外阴癌多与HPV感染相关。

除了HPV，HSV（herpes simplex virus，单纯疱疹病毒）的感染也会导致外阴癌的发生。HSV也分为两种亚型，HSVⅠ型和HSVⅡ型。HSVⅠ型多与眼、口、唇皮肤黏膜

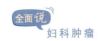

以及神经系统的感染相关，而HSVⅡ型主要与生殖系统皮肤黏膜感染及新生儿感染相关，并与外阴癌和子宫颈癌的发生有关。HSV感染发作时可以表现为生殖器周围出现疼痛性疱疹，当机体产生特异性免疫力时，疱疹消失康复。但HSV具有很强的生命力，它很难被完全消灭，而是会潜伏在细胞中，当机体免疫力低下时再次复发。

◎ **生活中的外阴癌**

除了病毒感染，还有许多因素参与了外阴癌的发生发展。

一些外阴的长期慢性疾病（如外阴营养不良等）可能会逐渐发展为外阴癌。外阴营养不良（又称外阴色素减退疾病）是指女性外阴皮肤和黏膜组织发生变性及色素改变的一组慢性疾病，又因病变部位的皮肤黏膜多呈白色，也被称为外阴白色病变，或者大家更为熟悉的一种称呼——外阴白斑。病因不明的外阴色素减退疾病分为"外阴鳞状上皮细胞增生"和"硬化性苔藓"两种疾病。

外阴鳞状上皮细胞增生主要表现为外阴瘙痒，外阴病变部位增厚、过度角化，也可能存在皮肤抓痕，有5%～10%的患者可发展为外阴癌。硬化性苔藓主要表现为外阴及肛门周围皮肤变薄，恶变率较低。但需要指出的是，外阴营养不良仅是外阴癌的一种诱发因素，并不是人们认为的癌前病变。

除此之外，外阴癌的发生与性传播疾病，如淋病、梅毒等具有一定的相关性，具有性传播疾病史的患者发生外阴癌的概率升高。

研究发现，自身免疫低下与外阴癌发病风险相关，如系统性红斑狼疮、肾移植术后、艾滋病患者等。此类患者多伴有机体免疫功能的受损，可能易导致肿瘤的发生。艾滋病会导致外阴癌的发病概率增加。

此外，吸烟、酗酒、肥胖、高血压、糖尿病、性生活过早等可能是外阴癌发生的风险因素。

◎ 如何预防外阴癌

首先，养成良好的生活习惯。健康饮食、营养均衡，适当运动，保持充足睡眠，提高身体免疫力及健康状况。

其次，注意个人卫生，保持外阴清洁，避免穿紧身衣物，尽可能减少外阴与衣物间摩擦。减少性伴侣数量，性生活时正确使用安全套，以降低HPV感染及性传播疾病发生概率。积极接种HPV疫苗，做好预防工作。

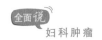

患者应积极治疗外阴疾病，如外阴白斑、慢性外阴溃疡、尖锐湿疣、乳头状瘤等。若出现外阴肿物、外阴色素沉着、反复外阴溃疡、长期外阴瘙痒药物治疗无效时，一定要早就诊、早检查、早诊断、早治疗。

第二章　知己知彼：认识外阴恶性肿瘤

◎ 认识外阴恶性肿瘤

如前文所述，外阴癌有许多种组织学类型，但几乎所有组织学类型都会表现为相似的症状和体征。外阴恶性肿瘤的典型症状如下。

外阴肿物：外阴肿物是外阴癌最常见的表现之一，多数患者表现为大阴唇（即阴道两侧肉垫样组织）出现肉球、硬结、赘生物或溃疡、斑块，肿物可有不同颜色，有时会有脱屑表现。小阴唇、会阴、阴蒂和阴阜处肿物较为少见。外阴癌病变外观各异，可能为单发或多发。鳞状细胞癌病变通常呈坚硬、白色、红色或肤色的丘疹、结节或斑块，可见不同程度的糜烂或溃疡形成，其表面容易破溃。

外阴瘙痒：瘙痒是很多外阴病变的常见症状，包括阴道炎刺激、外阴湿疹、外阴硬化性苔藓、扁平苔藓等。但

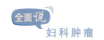

当外阴瘙痒伴随外阴肿物出现，且久治不愈时，一定要警惕外阴恶性肿瘤的发生。

外阴出血、疼痛：当外阴肿物与衣裤摩擦、或肿物合并感染时，可能出现肿物出血、伴或不伴疼痛感，严重时可能影响行走、坐卧。

腹股沟淋巴结肿大：当癌肿转移至腹股沟淋巴结时，可扪及一侧或双侧腹股沟增大、质硬、固定的淋巴结，但应注意与炎症导致的淋巴结肿大相鉴别。

其他症状：肿瘤组织侵犯直肠或尿道后，可出现尿频、尿急、尿痛、血尿、便血、二便困难或下肢水肿等症状。

外阴恶性肿瘤的表现多缺乏典型性，常与许多外阴良性疾病有相似表现，如类似外阴硬化性苔藓的表现，但是活检病理提示外阴鳞状细胞癌。因此，提高对外阴恶性肿瘤的认识，尽早就医，尽早诊断，方为应对外阴恶性肿瘤的最佳手段。

◎ 外阴癌的早期诊断

由于外阴癌发病率相对较低，目前暂缺乏相应早期筛查的有效手段及方法。外阴癌的早期诊断对象为具有外阴癌高危因素及相应症状的患者，诊断性评估的目的在于评估患者外阴病变情况，并确定其是否需行活组织检查。

对于存在宫颈HPV感染、既往性传播疾病感染史、长期外阴慢性病变、自身免疫缺陷病等外阴癌高危因素的患者，应当警惕外阴症状的出现，一旦出现外阴瘙痒、肿物、破溃、疼痛等症状应及时就医检查。

对有多年外阴瘙痒史并伴有外阴白斑或经久不愈的溃疡、外阴结节、乳头状瘤、尖锐湿疣及溃疡等可疑病变的患者，需进行妇科检查仔细识别病变并描述其特点，需注意视诊并触诊外阴及腹股沟，以确定有无病变、颜色改变、肿块或溃疡。必要时患者可能需进行阴道镜检查，以发现肉眼检查未识别的亚临床病变。对肉眼可见且疑似外阴癌的病变进行活检。

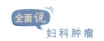

第三章　洞见症结：诊断与类型

◎ 外阴癌的诊断与类型

组织病理学检查是确诊外阴癌的"金标准"，是根据外阴活检做出的组织学诊断。下图是妇科常用的外阴活检钳，大家看到后不要害怕，操作大都会在麻醉效果满意后无痛情况下进行，不会增加患者不必要的痛苦。实际临床操作会在无菌、无痛的情况下进行。活检下来的组织会被送到病理科检查。

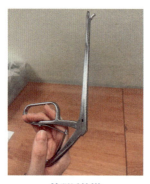

外阴活检钳

根据显微镜下细胞的类型和特性，将外阴癌分为不同的组织学类型。

① 鳞状细胞癌

鳞状细胞癌为外阴癌最常见的类型，约占90%，通常发生于阴唇或前庭。常将其分为两种亚型：角化型（或单纯型）与经典型（疣型）。其中，角化型较为常见，多发生于年龄较大的患者，与HPV感染无关，与外阴营养不良，如硬化性苔藓等疾病有一定相关性。经典型主要与外阴HPV感染有关，发病年龄相对较低。

② 黑素瘤

外阴黑素瘤是指起自表皮基底层的黑色素细胞的外阴恶性肿瘤，是第二常见的外阴癌组织学类型，在原发性外阴肿瘤中占2%~10%。外阴黑素瘤多发生于小阴唇和阴蒂部，可表现为新出现的黑色斑块，表面高低不平、色泽不均，也可以是原有的色素痣出现变化，明显增大、边缘不规则、颜色不均匀等。外阴黑素瘤恶性程度较高，早期即可扩散，预后欠佳。

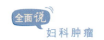

③ 基底细胞癌

基底细胞癌占外阴癌的2%~8%，是一种常见的皮肤恶性肿瘤，除外阴外，可发生于头面部、手臂等多处位置。典型外观为"蚕蚀性溃疡"，即周围有一圈珍珠样或水滴样的隆起，中央通常是小的溃疡凹陷，或者结痂病变。病变可能呈白珍珠色、灰色或伴有色素沉着。基底细胞癌常无明显症状，也可能有局部瘙痒、出血或疼痛等表现。外阴基底细胞癌恶性度相对较低，病变可能局部浸润，但通常不转移。

④ 肉瘤

软组织肉瘤占外阴恶性肿瘤的1%~2%，包括平滑肌肉瘤、横纹肌肉瘤、脂肪肉瘤、血管肉瘤、神经纤维肉瘤、上皮样肉瘤、未分化/未分类的软组织肉瘤。部分患者起初没有任何症状，直到病情进展才会出现不适。但外阴肉瘤具有很强的侵袭性，在发病早期就可以出现肺、脑等全身转移，患者的预后通常较差。

⑤ 外阴佩吉特（Paget）病

佩吉特病又称湿疹样癌，分为乳腺佩吉特病和乳腺外佩吉特病。外阴佩吉特病占所有外阴恶性肿瘤的1%以下。

外阴佩吉特病多见于绝经后妇女，表现为红色、粉红色湿疹样病变，界限清楚，可伴有渗液、结痂、溃疡，中间可有白色表皮岛。通常有多个病灶同时出现，可见于外阴、阴阜、会阴、肛周区及大腿内侧。由于外阴佩吉特病的表现类似湿疹，易被误诊为湿疹或皮炎，因此对于接受恰当抗湿疹治疗后仍未缓解的持续性瘙痒性湿疹病变患者，应考虑进行病理活检进一步明确诊断。

❻ 前庭大腺癌

前庭大腺癌占所有外阴癌的0.1%～5%，多发于60～69岁人群。多数患者没有发生过良性前庭大腺疾病。鳞状细胞癌约占前庭大腺癌的50%，其他为腺癌、腺鳞癌、移行细胞癌、腺样囊性癌和小细胞癌等。多表现为前庭大腺部位无痛性的肿块，易误诊为脓肿或囊肿。当前庭大腺肿物较为固定时，应考虑其为恶性可能性，必要时需行活检病理学诊断。前庭大腺富含血管和淋巴网，因此前庭大腺癌易发生转移。

◎ 外阴癌的扩散方式

恶性肿瘤之所以为恶性，最大的特点就是其具有转移和扩散的能力，外阴癌亦然。其可通过多种途径发生转

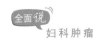

移、扩散。了解这些潜在转移途径对于肿瘤的评估和治疗具有重要意义。

外阴癌的扩散方式包括：

（1）直接扩散至邻近结构。肿瘤通过不断的生长，破坏临近正常组织的结构，如阴道、尿道、阴蒂、肛门等，肿瘤组织取而代之。

（2）淋巴管扩散。淋巴管类似于身体内的自来水管路，而淋巴结则是一个个中心水站，当肿瘤细胞污染水源后，常常可以通过淋巴管路系统的运输向淋巴结扩散。因此，即使在外阴癌早期，甚至是在病变较小的患者中，肿瘤也可沿淋巴管扩散至区域淋巴结。负责外阴周边淋巴管路回收的"水站"是腹股沟淋巴结群，因此外阴癌最常在此处发生转移，单侧外阴癌通常仅扩散至同侧腹股沟淋巴结。

（3）血行播散。此种通常发生于病程晚期，此类患者多已出现淋巴结转移。晚期外阴癌可通过血行播散引起肺、骨的转移。

第四章　因地制宜：以手术为主的综合治疗

◎ 外阴癌的治疗

外阴癌的治疗以手术治疗为主，对于早期外阴癌推荐个体化手术治疗，具体手术方式取决于外阴癌的组织学类型及分期，主要手术范围包括外阴肿瘤切除和腹股沟淋巴结切除。而对于晚期外阴癌则推荐手术+放疗+化疗的综合治疗。由于外阴恶性肿瘤的主要病理学类型为鳞癌，下面主要针对外阴鳞癌的治疗进行介绍。

① 手术治疗

外阴肿瘤切除术式包括单纯部分外阴切除术、根治性部分外阴切除术、根治性全外阴切除术。腹股沟淋巴结切除术式包括腹股沟淋巴结清扫术、前哨淋巴结活检和淋巴结活检术。目前最为常用的术式为"三切口"术式，即在

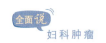

外阴、双侧腹股沟区分别行切口进行手术。

（1）单纯部分外阴切除术：仅对肿瘤及肿瘤周围外阴组织（距离肿瘤边缘大于1cm）进行切除，适用于早期外阴癌及癌前病变患者。

（2）根治性外阴切除术：包括根治性全外阴切除术及根治性部分外阴切除术，适用于较晚期外阴癌患者，需将受累外阴的皮肤黏膜及皮下组织全部切除，二者的区别在于是否保存部分外阴组织。由于创面大，在伤口缝合时可能难以对合，因此一些患者需要在其他部位取皮肤组织，进行皮瓣移植手术。

（3）腹股沟淋巴结切除术：在双侧大腿根部取手术切口，对皮下的淋巴结进行切除，术后可能会出现下肢回流障碍、淋巴水肿等并发症。

2 放疗和化疗

外阴部皮肤及黏膜比较脆弱，且可能存在淋巴结转移，因此局部放疗难以达到满意的剂量且难以覆盖肿瘤及其转移部位。单纯放疗效果较差，对于局部晚期的外阴癌，推荐进行放疗和化疗联合手术的综合治疗。

◎ 术后伤口护理

由于外阴的位置和组织学特点，外阴癌术后可能发生伤口感染、愈合不良、淋巴管炎等并发症，因此外阴癌术后的伤口护理对于外阴癌术后的恢复至关重要。

（1）饮食过渡：外阴癌术后患者的饮食应根据麻醉方式及外阴癌手术范围来具体管理。总体的原则是循序渐进逐步过渡饮食，即从流质饮食（如米汤）逐渐过渡至半流食（如面条），再逐步向普通饮食过渡。饮食上推荐增加富含蛋白质、维生素、铁等营养物质的摄入，有利于伤口的愈合。

（2）活动有"度"：由于外阴癌多见于老年女性，在高龄、肿瘤、手术创伤、制动的影响下，术后发生下肢静脉血栓的风险明显增加，严重者会发生肺栓塞等危及生命的并发症。因此，外阴癌患者术后尽早下地活动对于血栓的预防至关重要。但由于外阴部位的特殊性，外阴癌术后若进行不恰当的活动容易引起伤口裂开、愈合不良等，极大延长恢复时间，增加患者痛苦。因此，术后活动应适当，可在床上进行勾绷脚活动，按摩小腿，鼓励慢走活动，站立时保持并腿位，避免大腿外展、牵拉会阴伤口等运动。如厕时应当选择坐便，避免蹲姿导致伤口裂开。有条件的

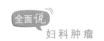

患者在避免下肢静脉血栓的前提下，经医生评估后可进行双下肢驱动泵治疗，减少血栓形成风险。

（3）伤口擦洗与换药：由于阴道及肠道菌群的影响，外阴癌伤口术后易发生感染、愈合不良等问题。保持外阴伤口的相对清洁干燥是减少外阴伤口感染的重要方式，每日大小便后建议进行外阴伤口的清洗。可用稀碘伏或清水进行局部冲洗，清除污染及分泌物。对于术后会阴局部组织水肿的患者，可给予硫酸镁湿敷治疗，减轻局部水肿情况。对于局部存在红肿热痛的可疑感染患者，可以选择外用抗生素软膏，如红霉素软膏、多黏菌素B软膏等进行外涂。

对于进行腹股沟清扫患者，术后多留置腹股沟区引流管，医生会定期对腹股沟区伤口进行换药，根据术后引流量情况拔除引流管、拆线等。

（4）坐浴：外阴癌术后坐浴有利于促进局部血液循环，减轻疼痛，促进伤口的愈合。通常选择高锰酸钾坐浴，坐浴液的配比通常是高锰酸钾与水的比例为1∶5000，稀释至淡粉色溶液，温水坐浴10～20分钟，每日2～3次为宜。需要注意的是对于术后患者应选择恰当高度的坐浴盆，避免因坐浴时大腿外展导致伤口裂开。

◎ 外阴癌治疗后的随访

恶性肿瘤并非结束治疗就一了百了，结束治疗后的随访对于疾病的评估和疾病复发的早期发现意义重大。

外阴癌患者接受治疗后，应在手术后6～8周进行第1次复查。治疗后前2年每3～6个月随访1次，第3～5年每6～12个月随访1次，5年以后每年随访1次。

随访的内容主要包括：详细的体格检查，每次随访就医都应对外阴、腹股沟部位进行仔细的查体，同时对于临近的阴道、肛周等也要警惕肿瘤复发。除随访外，外阴癌术后患者也应自行关注上述部位是否出现了新发的肿物，出现瘙痒、疼痛、出血等症状，一旦有异常及时就医。除体格检查外，应进行宫颈、阴道的细胞学检查，也可包括HPV的检测，以期尽早发现生殖道上皮内病变。但应注意，接受过盆腔放疗的患者其结果的准确度可能会受到影响。此外，对于有症状、查体可疑复发的患者，应进一步进行影像学检查（包括胸片、CT、PET/CT、NMR）及实验室检查（血常规、血尿素氮、血肌酐等）。

外阴癌患者在接受手术治疗及放疗后，可能会由于局部解剖结构的改变对于生活产生很多影响，包括排尿习惯的改变、性生活受到影响、阴道狭窄、干燥等。因此，在随访过程中也可给予雌激素乳膏等润滑阴道，改善症状。

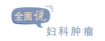

第五章　来日方长：外阴癌将去向何方

◎ 前哨淋巴结活检及淋巴绘图

肿瘤周边可能存在多个淋巴结，但各个淋巴结被转移的风险并非均等，因此准确识别转移淋巴结对于肿瘤的治疗具有重要的意义。

淋巴绘图是指在原发肿瘤附近注射某种生物染料或其他标志物，后者随淋巴引流到局部淋巴结，从而使优先接受引流的淋巴结位置暴露，再通过肉眼或仪器辨认。通过淋巴绘图识别的淋巴结，就是"前哨"淋巴结。前哨淋巴结就像哨兵一样，守卫在肿瘤前线，通过对前哨淋巴结的评估，来判断肿瘤的淋巴转移情况，指导手术可以减少不必要的手术损伤，前哨淋巴结阳性者，应进行患侧腹股沟淋巴结切除或切除阳性前哨淋巴结后给予腹股沟区放疗。前哨淋巴结阴性，则不需再切除剩余的淋巴结。但应注意前哨淋巴结术中冰冻病理检查可能会存在漏诊或未能检出微转移的风险。

已有研究发现早期外阴鳞状细胞癌通过切除前哨淋巴结评估腹股沟淋巴结转移的敏感性和阴性预测值均可达90%以上。

◎ 分子靶向治疗提供了新方向

随着精准医疗的快速发展，人们对恶性肿瘤的认识不再局限于症状和表征，而是逐渐深入，开始挖掘肿瘤发生的内在驱动，从基因层面开始认识肿瘤。恶性肿瘤的发生往往继发于内在基因的突变，对相应基因给予药物靶向治疗为恶性肿瘤的治疗带来了新的方向和希望。分子靶向药物与突变基因的关系，就像狙击手中的子弹与靶标之间的关系，其目标明确，特异性高，对正常组织的影响小，为多种恶性肿瘤的治疗带来了新的希望。

外阴癌由于其发病率较低，因此目前靶向治疗的研究和应用相对较少，但也已有了许多新的发现。目前外阴癌的靶向治疗研究主要集中于以下4个方面：血管内皮生长因子、表皮生长因子受体、靶向免疫治疗及HPV靶向治疗。

血管新生是恶性肿瘤进展过程中常见的现象，血管内

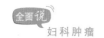

皮生长因子是介导血管新生的重要因素之一。贝伐珠单抗作为一种靶向血管内皮生长因子的受体,已广泛应用于多种肿瘤的治疗。目前已有研究发现外阴癌患者的血管内皮生长因子水平显著升高且与肿瘤进展相关,血管内皮生长因子靶向治疗有望成为外阴癌的有效辅助治疗手段。

表皮生长因子受体与肿瘤的增殖、侵袭及血管新生有一定相关性。目前已有研究发现表皮生长因子受体信号通路与外阴癌淋巴结转移相关,提示了表皮生长因子受体靶向治疗作用于外阴癌的可能性。已有部分临床研究证实了靶向表皮生长因子受体治疗在外阴癌中的有效性。

除此之外,免疫治疗及HPV治疗性疫苗在外阴癌中均具有一定的应用前景,有待进一步研究。

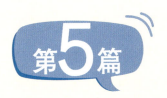

妊娠滋养细胞疾病

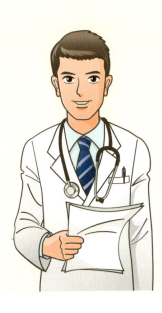

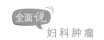

　　女性朋友会经历怀孕或者间接接触怀孕的亲朋好友，很多人可能会觉得怀孕跟肿瘤没有关系，但事实上还有一类疾病叫作妊娠滋养细胞疾病，这是一组来源于怀孕后妊娠组织中滋养细胞异常增生的增生性疾病。滋养细胞疾病分良性和恶性，根据组织学分类，主要可分为良性的葡萄胎（包括完全性葡萄胎、部分性葡萄胎）和恶性的妊娠滋养细胞肿瘤（包括侵蚀性葡萄胎、绒毛膜癌、胎盘部位滋养细胞肿瘤）等。当然，滋养细胞疾病的发病率并不高，女性朋友不用谈癌色变，这类疾病有它的特点，让我们一起慢慢揭开它的面纱。

第一章　葡萄胎的前世今生

◎ 什么是葡萄胎

葡萄胎是怀孕后子宫里长了一串葡萄吗？大家听到葡萄胎可能都容易联想到我们平常吃的葡萄。的确，葡萄胎的大体外观的确很像一串小葡萄的水疱组织，这是因为子宫内异常进行的妊娠发生了胎盘绒毛滋养细胞增生、间质

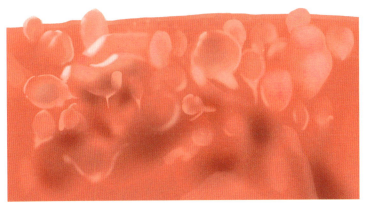

葡萄胎清宫后看到的水疱样妊娠组织

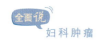

水肿，从而形成了大小不一的水疱，水疱间借蒂相连成串，因形如葡萄而得名，也称水疱状胎块。葡萄胎病变局限在子宫，属于良性疾病，分为完全性葡萄胎和部分性葡萄胎，它们之间的区别需要病理甚至染色体基因检测帮助鉴别。葡萄胎有一定的恶变倾向，具有发生局部侵犯和远处转移的潜在危险，完全性葡萄胎在子宫局部侵犯的概率为15%，发生远处转移的概率有4%；部分性葡萄胎子宫局部侵犯的概率是2%～4%，一般不发生转移。

在中国古代就有葡萄胎的相关记载，相传在3000多年前，我国就有"妇女生子六百"之说，当时称为"奇胎"或"水疱状鬼胎"。"葡萄状"的胎块就是其典型的表现，

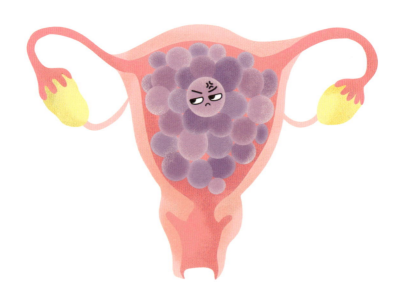

因妊娠后胎盘滋养细胞增生，间质水肿而形成大小不一的水疱，水疱借蒂相连成串，长得就像一串串透明的小葡萄。

普通人对这类病很陌生，因为这种疾病的发生率很低，1991—2000年统计的滋养细胞疾病发病数据显示，我国女性中大约1000次妊娠可发生1次葡萄胎，3000次妊娠可能发生1次绒毛膜癌（以下简称"绒癌"）。然而，绒癌的发病率在不同地区和不同时间段内也可能存在差异。

◎ 为什么会发生葡萄胎

为什么子宫里没怀上孩子，而是"一串葡萄"呢？目前的研究认为滋养细胞疾病的发生可能跟多种因素相关。

（1）年龄因素：20岁以下和40岁以上的女性妊娠后发生滋养细胞疾病的概率相对增高，50岁以上女性发生葡萄胎的危险性是20～35岁女性的200倍。可能与女性随着年龄的增长，卵巢内分泌功能紊乱导致产生的卵子不健全、卵子缺损、空卵增加有关。从下面的图可以看到，正常妊娠与葡萄胎发生时染色体的区别。细胞遗传学的研究发现，完全性葡萄胎多是空卵与1个精子结合或者2个精子结合导致遗传物质异常。

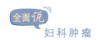

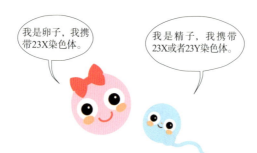

他们结合在一起就能生出健康的宝宝啦！

正常的卵子携带23X染色体，正常的精子携带23X或者23Y，他们的结合形成受精卵，携带46XX或46XY染色体

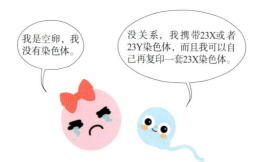

空卵不携带染色体，如与1个精子结合，精子可以再复制1套23X染色体，导致46XX染色体都来自父系，从而形成葡萄胎

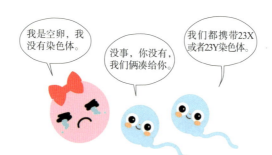

空卵不携带染色体，如与2个精子结合，46XX染色体都来自父系，从而形成葡萄胎

（2）营养不良：营养不良可能与葡萄胎的发生有关。有部分的研究发现胡萝卜素的缺乏可能与葡萄胎的发生有关。从葡萄胎及滋养细胞疾病发生的地理分布来看，此类疾病高发于以大米蔬菜为主食的居民中，可能因其食物烹煮时间过长，破坏及丢失了食物中大量蛋白质、维生素、叶酸、微量元素、胡萝卜素所致。

（3）除此之外可能与病毒感染、环境、气候、饮食习惯、水源等因素相关。

◎ 葡萄胎的临床表现和诊断

怀上"葡萄胎"后，不但会有跟正常妊娠类似的反应，甚至部分反应较正常妊娠更重，出现的时间更早（见表5-1-1）。

表 5-1-1　正常妊娠与葡萄胎的表现

表现	正常妊娠	葡萄胎
停经后阴道出血	10%~20%病例可出现	80%病例出现
妊娠恶心，呕吐腹痛	孕6周左右开始间断下腹部胀痛	早于孕6周，症状重下腹部异常不适，胀痛，坠痛
妊娠期高血压	早孕期几乎没有，早孕期血压升高多有高危因素，如家族史、孕前血压病史	早期即可出现下肢水肿、蛋白尿、血压升高

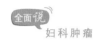

停经后阴道出血是葡萄胎患者最早和最常见的症状，大概80%以上病例都会发生。葡萄胎的早期症状和妊娠相似，开始为停经，但至2个月左右即出现不规则阴道出血。当葡萄胎快要自然排出时（常在妊娠4个月左右）可发生大量出血，处理不及时可因大量失血而导致失血过多而死亡。妊娠恶心、呕吐症状较正常妊娠早且较严重，约20%的葡萄胎病例会出现妊娠剧吐。

腹痛症状并不是很常见，但是部分患者因为怀孕时间过久才发现疾病，体内水泡样组织过度增生，导致子宫异常增大，而出现下腹部异常不适，发胀或隐痛；部分患者因合并卵巢黄素化囊肿，由于囊肿生长过大发生下腹部胀痛或是囊肿蒂扭转而发生下腹部剧痛。

由于葡萄胎患者血液中的HCG（human chorionic gonadotropin，人绒毛膜促性腺激素）过高，因此部分患者在早孕期就会出现血压升高、下肢水肿、蛋白尿等妊娠期高血压的症状。当葡萄胎组织通过手术干预排出后，妊娠期高血压症状随即很快消失。

过去很多滋养细胞疾病患者难以诊断或者到较晚期才得以诊断，是因为以往医疗水平不甚发达，很多女性怀孕后并不会到医院就诊，因此无法很早明确怀孕的部位及胚胎发育的情况，甚至有些女性持续阴道出血直至贫血，感染很重甚至是全身消瘦耗竭时才被亲人朋友发现异常而送医。因此，女性朋友一旦发现怀孕后尽早就医非常重要，尤其是出现停经后不规则阴道流血、腹痛、妊娠呕吐严重等情况时，需警惕葡萄胎的发生。超声检查是妊娠女性发现葡萄胎最重要的检查方法，目前的医疗水平可以帮助我们在怀孕早期通过抽血监测发现血HCG的数值的异常升高，并结合超声特殊的蜂窝状或是层层叠叠的"落雪征"表现，从而及时诊断葡萄胎，在全面评估病情后尽早清宫得到有效治疗，并通过清宫术以获得组织学病理诊断"金标准"而得到准确诊断，从而为之后的监测与随访及之后的妊娠指导提供依据。

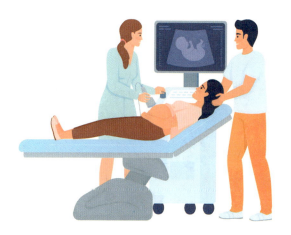

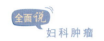
◎ 葡萄胎的治疗和随访

发现葡萄胎后，需要在全面评估病情后尽快接受清宫手术。葡萄胎不是一次正常妊娠，而是一种疾病，清宫手术是治疗的主要手段，B超监视下负压吸宫术是首选的治疗方式。由于葡萄胎妊娠的子宫比正常同妊娠周数的子宫更大、更软、血供更丰富，所以葡萄胎清宫手术不同于普通的生育流产手术，手术风险和出血风险更大，一定要在正规医院就诊，制定合理的围手术期管理方案，保证患者手术的安全。

对于一部分没有及时发现的葡萄胎患者，随着时间的延长，子宫内"葡萄"的快速生长，子宫异常增大，给患者带来更严重的内科并发症，如妊娠高血压综合征、心力

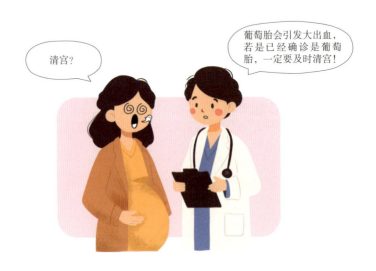

衰竭、甲状腺危象等，这些也会增加清宫手术的风险。因此怀孕后如果有不同于正常妊娠的表现，一定要及时就医，一旦可疑葡萄胎，应尽快评估接受清宫手术，并要积极预防出血过多、穿孔、感染的发生，术后密切随访血HCG的变化，警惕良性葡萄胎发生恶变的风险。

通过上面的阐述我们明白，葡萄胎的清宫手术与其他负压吸引人工流产手术或是胎停育清宫手术不同，因"葡萄"的快速增长，子宫异常增大，子宫特别软，清宫手术的风险更高，也容易发生清宫不全、子宫穿孔、出血增多、感染等。因此，在清宫手术前，一定要根据医生的建议，完善全身的评估，制定详细的手术预案，如出现妊娠期高血压综合征、心力衰竭、甲状腺危象等内科合并症，一定先控制好并发症，病情稳定后尽快进行清宫手术。同时，也是由于子宫过大、过软，子宫穿孔风险高，这种类型的手术不能过分苛求清宫手术一次彻底清除葡萄胎，否则可能有子宫穿孔损伤肠管或是大出血危及生命的风险。如果一次手术不能将妊娠组织清除干净，通常会在第一次清宫手术后1周左右安排第二次手术。

根据经验，大多数葡萄胎经清宫后治愈，少数还会"死灰复燃"，葡萄胎后可能出现恶变，比如侵袭性葡萄胎、绒癌、持续性滋养细胞疾病等，完全性葡萄胎清宫后恶变率

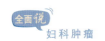

在10%~20%，部分性葡萄胎恶变率较低。目前，仍没有很好预测与完全预防葡萄胎恶变的方法，但是所幸血HCG的变化对提示病情变化非常敏感，因此术后定期监测血HCG非常重要，可以对葡萄胎发生恶变的患者做到早期发现、早期诊断和早期治疗，减少恶变对患者身体造成的危险。葡萄胎排出后，正常情况下，8~12周基本可恢复正常，最长不超过14周。每周监测HCG数值变化直至正常，得到3次正常值以后，每月监测1次HCG，至少6个月，此后可6个月1次，共随访2年。

葡萄胎患者在随访期间，建议严格避孕至少半年，对于接受过化疗的患者，建议避孕1年为宜，避免化疗药物毒副作用对生育造成潜在影响。可以采取的避孕方法包括口服避孕药、避孕套避孕等。之所以不推荐选择宫内节育器，是因为宫内节育器使用后部分患者会有不规则阴道出血的情况，这与恶变的症状容易混淆，此外还有一重顾虑是担心葡萄胎一旦发生恶变，宫内节育器也易引起子宫穿孔。

◎ 意外再次妊娠怎么办

如果在随访结束之前再次怀孕，只要在随后妊娠中动态监测血HCG并定期监测超声检查提示胎儿发育正常，则不必急于终止妊娠。我们要注意，发生葡萄胎后有再次发生葡萄胎的风险，1次葡萄胎后，再次葡萄胎的发生风险不足1/50；2次葡萄胎后再次葡萄胎的风险为1/6；3次葡萄胎后再次葡萄胎的风险为1/2。因此葡萄胎患者再次妊娠时，要注意及时行早孕超声检查明确妊娠性质，孕期定期超声检查确认胎儿情况及胎盘情况，产后注意严密定期监测血HCG直至降到正常水平，同时也要注意将胎盘组织送病理检查排除恶变可能。当然，如果因各种因素未能继续妊娠，比如在妊娠过程中发生自然流产或是治疗性流产，那么所有的妊娠物都应送病理检查，且妊娠终止后6～10周还要进行血HCG的检查，监测血HCG直至正常水平，以排除隐匿性绒毛膜癌的发生。

◎ 什么时候需要小心葡萄胎发生恶变

如果葡萄胎排出12周后，血清HCG仍未降至正常范围，或在监测的过程中发现血清HCG持续不下降甚至上升时，需警惕葡萄胎发生恶变可能性。这时，我们可能会进行影像学评估辅助判断有无恶变或是转移病灶的发生，包括盆腔核磁、肺CT、腹部CT、头颅CT等。

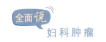
第二章　妊娠滋养细胞肿瘤

◎ 什么是妊娠滋养细胞肿瘤

前面我们说到葡萄胎，是一种具有恶变潜质的良性疾病，那么，我们下面将进一步讲述侵袭性葡萄胎、绒癌、胎盘部位滋养细胞肿瘤和上皮样滋养细胞肿瘤，这些是一类特殊组织学类型的妇科恶性肿瘤。当葡萄胎组织侵入子宫肌层或转移到其他器官时，称为侵蚀性葡萄胎，部分还会恶变成绒癌。需要注意的是，绒癌除了继发于葡萄胎，也可继发于正常妊娠、宫外孕等其他非葡萄胎妊娠，其由恶变的滋养细胞侵入子宫肌层或转移到其他器官，恶性程度高。

妊娠滋养细胞肿瘤60%继发于葡萄胎妊娠，30%继发于流产，10%继发于足月妊娠或异位妊娠。治疗以化疗为主，手术和放疗为辅，与其他妇科恶性肿瘤不同的是，多数妊娠滋养细胞肿瘤患者不但通过化疗即可获得治愈，而且妊娠滋养细胞肿瘤患者在保留生育力治疗后的妊娠率及分娩结局也是非常理想的。妊娠滋养细胞肿瘤中一度令人闻风丧胆的绒癌是一种高度恶性的滋养细胞肿瘤，其特点是滋养细胞失去了原来的绒毛或葡萄胎结构，浸入子宫肌层，造成局部严重破坏，并可转移至身体其他任何部位。绝大多数绒癌继发于正常或不正常的妊娠之后，称为妊娠绒癌，主要发生于育龄妇女。看到这里，可能很多想要备孕的女性可能开始担心了，其实大可不必，妊娠滋养细胞肿瘤发病率极低，在临床上属于少见肿瘤。此外，得益于我国在该类肿瘤治疗上的深入研究及满意的治疗效果，妊娠滋养细胞肿瘤的治愈率已经明显升高。

◎ 妊娠滋养细胞肿瘤的症状与诊断

这类肿瘤会有什么临床表现或是异常信号呢？凡是产后、流产后，特别是葡萄胎后，阴道有持续性不规则出血、腹痛等，应及时到医院就诊，警惕妊娠滋养细胞肿瘤的发生。

以绒癌为例，绒癌可继发于正常或不正常妊娠之后，前次妊娠可为葡萄胎，也可为流产、足月产或异位妊娠。

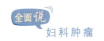
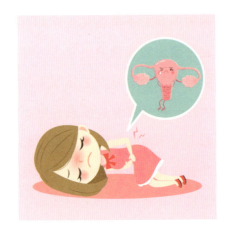

前次妊娠后至发病间隔时间不定。其常见的症状为葡萄胎排空、流产或足月产后出现阴道出血，子宫增大、柔软。妊娠滋养细胞肿瘤容易侵犯血管发生血行转移，绒癌常见的转移部位有肺、阴道、盆腔、肝和脑；由于病灶增长迅速且容易出血的特点，肿瘤出现远处转移后的症状与转移部位有密切相关性，如肺转移后会出现咳嗽咯血、脑转移后会出现头痛和喷射性呕吐甚至是偏瘫症状、子宫穿孔或是肝脏转移后出现腹痛、阴道或外阴转移后出现阴道大量出血等。因此，葡萄胎清宫后持续阴道出血或是月经恢复正常后有再次异常阴道出血，一定要及时就诊，警惕侵蚀性葡萄胎或是绒癌的发生。抽血做HCG检查非常重要。很多女性朋友看到抽血查HCG就开始犯嘀咕，这是怕我怀孕吗？其实并非如此，由于滋养细胞会分泌HCG，所以医生检查HCG是需要排除与妊娠相关的疾病，而通过血HCG就能进行妊娠相关疾病的甄别并辅助判断疾病的严重性。

由上可知，在诊断过程中，血HCG是最重要的检测内容，也是非常敏感的一项监测指标，HCG水平变化是我们对这类疾病进行临床诊断和鉴别的主要依据，也是重要的治疗效果的评估指标。此外，我们也需要影像学的检查帮助我们寻找转移病灶，比如肺CT、腹部CT、盆腔核磁、头颅CT，等等，这对肿瘤的分期、预后判断及治疗评估与治疗方案的确定都是非常重要的。对于妊娠滋养细胞肿瘤的诊断还有一个与其他恶性肿瘤相比的特别之处：由于手术刺激会促进妊娠滋养细胞肿瘤的转移、改变疾病的预后，因此妊娠滋养细胞肿瘤是FIGO和国际妇科肿瘤协会认可的唯一不需要组织病理学依据就能进行临床诊断的妇科恶性肿瘤，单纯为获得病理而进行手术，反而会加速肿瘤细胞的转移和提高疾病的死亡率。当然我们也要注意，虽然组织病理学诊断不是妊娠滋养细胞肿瘤诊断所必需的，但只要有组织病理学结果，那就一定要遵循组织病理学结果的"金标准"来进行诊断。

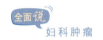

◎ 妊娠滋养细胞肿瘤的治疗

在发现有效治疗方法之前，妊娠滋养细胞肿瘤的死亡率非常之高，尤其是绒癌患者，一旦发病，如得不到有效治疗，多数在半年之内死亡。在20世纪中叶，对妊娠滋养细胞肿瘤尚没有较好的治疗方法，国内外死亡率均非常之高。因此，国外的一位著名病理学家詹姆斯·尤因曾声称"凡是绒癌无一例能活，能活的都不是绒癌"，认为其是一种不治之症。但是，自从有效化疗药物被发现后，妊娠滋养细胞肿瘤成了人类最早可以完全治愈的肿瘤。

在治疗上，妊娠滋养细胞肿瘤有着与其他妇科肿瘤不一样的特点——化疗药物非常有效+肿瘤标志物（即血HCG）监测非常敏感。在国内，宋鸿钊院士及其研究团队自20世纪50年代开始，对该肿瘤的发生发展及诊断与治疗进行了潜心研究，并取得了巨大成功。他们首创了大剂量5-FU及放线菌素D等化学药物用来治疗绒癌，取得了突破性治疗效果，初治患者死亡率由过去的90%以上下降至15%以下；自1959年开始研究单纯药物治疗的同时，不按常规切除原发灶存在的子宫，以保留患者的生育功能，获得成功，病愈后所生子女及子女再生育均正常，遗传学研究亦未发现异常；研究绒癌肺转移，发现了X线胸片表现和内在病变的关系，提高了早期病变诊断准确率；研究绒癌脑转移，首次阐明病变发展过程，提出了早期临床诊断和有效治疗方法，大幅降低了死亡率；提出了绒癌临床分期方法，被世界卫生组织定为统一临床分期法，FIGO在此框架的基础上修改了分期法。以上研究成果不仅为绒癌这一高度恶性癌症提供了一个有效治疗的方法，也挽救了大量患者的生命，更重要的是在药物治疗癌症史上创造了首个成功的案例。近些年来，国内外的学者不断总结经验，通过化疗为主，辅以手术和放疗等其他治疗手段，使得妊娠滋养细胞肿瘤的治愈率为90%～95%，甚至更高；尤其是最近几年来靶向药物在耐药复发病例中的成功应用，对妊娠滋养细胞肿瘤的治疗也提供了助力。

◎ 为什么不要害怕妊娠滋养细胞肿瘤

通过上文我们发现，妊娠滋养细胞肿瘤其实比较容易发现、有成熟的治疗方案、有可靠的肿瘤标志物监测疾病、有保留生育功能的可能，所以患者不要害怕妊娠滋养细胞肿瘤，要树立战胜疾病的信心。

我们再来回顾总结一下，妊娠滋养细胞肿瘤与其他肿瘤相比，一方面有其他肿瘤的共同特点（侵蚀性发展、生

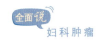

长快、远处转移、复发），但也有其自身特点。

首先，它来源于精卵结合而成的胚胎，至少有部分来自异体，而其他肿瘤细胞则基本上由自体细胞变异而来。因此，妊娠滋养细胞肿瘤应比其他肿瘤具有更多的抗原性，化疗效果好。妊娠滋养细胞肿瘤极易而且很早就可通过血液转移到身体其他部位，较早出现广泛转移，常见的转移部位有肺、阴道、盆腔、肝和脑；而其他恶性肿瘤往往至晚期才发生血运转移，所以发生了远处转移也不代表预后差。这可能与滋养细胞有取代血管内皮细胞而形成血管内壁的特点相关。

其次，滋养细胞参与细胞生殖周期活动的数目多，周期短，而其他肿瘤如子宫颈癌、卵巢癌等则不这样，因此大剂量化疗对这类肿瘤有较好的疗效。而同样的方法治疗其他肿瘤，就不太理想。

再次，妊娠滋养细胞肿瘤大多继发于妊娠之后，因此它的发病时间易于追溯，发展过程也易于观察，便于对它进行深入细致的研究。而其他肿瘤则很难追溯其发病的时间和探索其发展过程。

最后，妊娠滋养细胞肿瘤能分泌HCG，有助于诊断和有利于对病情变化进行观察。

所以，得了妊娠滋养细胞肿瘤，不要紧张害怕。本病不仅治愈率很高，且治愈后仍有希望正常生育，患者应积极正确地对待疾病，保持良好舒畅的心情，积极配合各种治疗。

以绒癌为例，因绒癌对化疗敏感，一旦确诊，治疗原则以化疗为主，辅以手术和放疗等其他治疗手段。化学药物治疗方案的选择根据肿瘤分期、预后评分、年龄、对生育的要求和经济情况等综合考虑来制定。

◎ 妊娠滋养细胞肿瘤化疗副反应大，怎么办

妊娠滋养细胞肿瘤的化疗药物主要是抗代谢类化疗药物，因此化疗副反应较大，如骨髓抑制、肝肾功能受损、口腔溃疡、严重脱发等。除了依靠医生给予的针对性药物治疗帮助患者减轻毒副反应，还可以在生活中有饮食、睡眠、心情调整等相关方面的注意来帮助患者减轻化疗副反应。

日常生活中要合理进食，注意饮食卫生，避免食用生冷、油腻、辛辣刺激性食物，建议采用少量多餐的饮食模式，并多摄取易消化的高蛋白、高热量碳水化合物及新鲜的无刺激性蔬菜瓜果，以加强营养并增强机体抵抗力。恶心呕吐严重者尽量避免食用牛奶、红薯等产气性食物，可

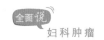

适当选择烤馍、烤馒头片等碱性或固体食物，对保护胃黏膜和缓解胃部不适有帮助。对于出现呕吐和腹泻的患者，建议详细记录呕吐和腹泻的次数及排泄物的性质，这些信息对于医疗专业人员评估患者状况和调整治疗方案非常有价值。此外，口腔护理也非常重要，因为化疗药物对口腔黏膜上皮细胞造成损伤。这种损伤可能导致口腔黏膜的破坏，给患者带来痛苦并增加继发性感染的风险，护理欠当或是治疗不及时，可引起严重感染甚至败血症。因此，对口腔并发症的有效处理至关重要。持之以恒地维护良好的口腔卫生习惯，在进食后及睡前注意口腔护理并清洁牙缝，发生口腔溃疡时可以使用生理盐水或是复方硼酸漱口液（有轻微抑菌、牙龈保健的作用），此外由于酒精可能会刺激口腔黏膜，增加不适感及并发症的风险，患者应注意避免使用含乙醇成分的漱口水。溃疡面可涂抹溃疡散或是云南白药喷剂。疼痛严重时可以用利多卡因喷剂在溃疡表面喷洒起止疼作用，或是使用含利多卡因、苯海拉明、抗酸药和（或）碳酸氢钠等多种成分组成的复合镇痛漱口水，并且可以适当接受止疼药物治疗，从而缓解疼痛并能帮助更好地进食补充营养并配合后续的治疗。当患者极度饮食困难时可以寻求医生接受静脉营养治疗，包括输注葡萄糖、氨基酸、脂肪乳、电解质、多种维生素与微量元素等，这样可以预防水、电解质紊乱及严重营养不良的发生。由于妊娠滋养细胞肿瘤大多数为育龄期的年轻女性，对于脱发的副反应，很多人会因自身形象改变而产生巨大的心理压力，对此我们可以选择漂亮的假发、帽子等饰物进行修饰，从而促进自信心的恢复，更好地配合并坚持治疗。

此外，化疗患者接受静脉化学药物治疗时容易发生静脉炎，除了医生开立的硫酸镁冰敷或是喜辽妥外敷等药物治疗，我们也可以用新鲜马铃薯切薄片外敷患处，另外还有一些中成药外敷也有良好的效果。

由于肿瘤本身对患者是一个严重的打击，而化疗可能会让患者承受化疗副反应的二次身心打击，导致情绪低落及对治疗的恐惧排斥心理。患者可以配合医生给予相应的心理支持和指导，要相信目前妊娠滋养细胞肿瘤是女性妇科肿瘤中临床治愈率高的肿瘤，从而增强自己治疗成功的信心；对化疗毒副反应有正确的认识，因为医生对不同的毒副反应都有相应的药物、食物、护理应对措施，能够为患者顺利度过化疗期保驾护航。

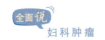

◎ 妊娠滋养细胞肿瘤的随访

最后我们要注意的是妊娠滋养细胞肿瘤患者在治疗结束后应严密随访，注意定期复查血HCG，最初需要每周1次，直到连续3次HCG正常；之后需要在连续半年时间内，每个月去复查1次；再之后半年复查1次，直到治疗后3年，在第4年和第5年时需要每年复查1次。如果患者再次出现阴道流血、咳嗽、咯血、胸痛、头痛、呕吐、视力模糊等症状，要及时到医院就诊。化疗结束后需要严格避孕，虽然妊娠滋养细胞肿瘤治愈后对将来的妊娠、孕育后代并无影响，但是建议患者于化疗停止12个月或以上再备孕，以减少化疗药物对之后妊娠胚胎的影响。